TRAVAIL DE LABORATOIRE DU PROFESSEUR DEJERINE

HOSPICE DE LA SALPÊTRIÈRE

ÉTUDES

sur la

SYRINGOMYÉLIE

par

Le D' GEORGES HAUSER

ANCIEN INTERNE DES HÔPITAUX DE PARIS

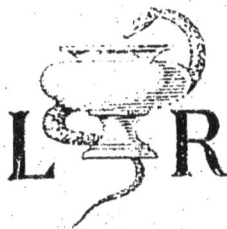

PARIS

LÉON ROUX

5, RUE DUPUYTREN, 5

1901

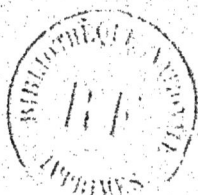

ÉTUDES

SUR LA

SYRINGOMYÉLIE

DU MÊME AUTEUR

Remarques sur l'élimination rénale du bleu de méthylène, en collaboration avec M. le docteur Jules Voisin. — *Gazette hebdoma-
daire*, 27 mai 1897.

Sur l'élimination du bleu de méthylène chez les épileptiques, en
collaboration avec M. le docteur Jules Voisin. — *Société médicale des hôpitaux*, 18 juin 1897.

Rétrécissement et insuffisance aortique d'origine artérielle, mort
par granulie. — *Bull. de la Soc. anatom.*, avril 1898.

Rein en fer à cheval avec anomalies vasculaires et dilatation des
bassinets, en collaboration avec M. G. George. — *Bull. de la
Soc. anatom.*, juin 1898.

Un cas de méningite cérébro-spinale survenue au cours d'une otite
moyenne. — *Bull. de la Soc. anatom.*, 1898.

Note sur la coloration du bacille de la tuberculose. — *Société de
Biologie*, 29 octobre 1898.

Maladie d'Addison. — *Bull. de la Soc. anatom.*, janv. 1899.

Kystes du rein. — *Bull. de la Soc. anatom.*, janv. 1899.

Cavités et mal de Pott, en collaboration avec M. le docteur
A. Thomas. — *Société de Neurologie*, février 1901, et *Revue
Neurologique*, 1er mars 1901.

Note sur la préparation des teintures à l'hématoxyline. — *Bull. de
la Soc. anatom.*, mars 1901.

Contribution à l'étude des cancers d'origine thymique. — *Bull. de la Soc. anatom.*, mémoire original du mois d'avril 1901.

Contribution à l'étude anatomo-pathologique de la myélite syphilitique, en collaboration avec M. le docteur A. THOMAS. — *Société de Neurologie*, juin 1901.

Sur la topographie des troubles de la sensibilité dans la syringomyélie, en collaboration avec M. LONBAT-JACOB. — *Société de Neurologie*, juillet 1901.

Les névromes médullaires dans la syringomyélie. — *Société de Neurologie*, juillet 1901.

Contribution à l'étude des paralysies psychiques, en collaboration avec M. LONBAT-JACOB. — *Revue de médecine*, 1901.

TRAVAIL DU LABORATOIRE DU PROFESSEUR DEJERINE

HOSPICE DE LA SALPÊTRIÈRE

ÉTUDES

SUR LA

SYRINGOMYÉLIE

PAR

Le Dr GEORGES HAUSER

ANCIEN INTERNE DES HOPITAUX DE PARIS

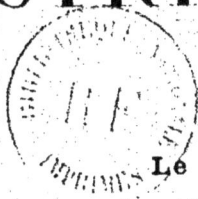

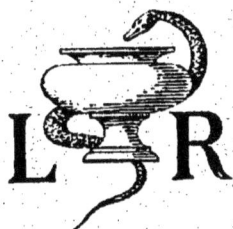

PARIS

LÉON ROUX

5, RUE DUPUYTREN, 5

—

1901

A MON PÈRE

ET

A MA MÈRE

Je dédie ce travail.

AVANT-PROPOS

Ce travail n'est pas une étude d'ensemble sur la syringo-myélie. Au cours de ces quinze dernières années plusieurs monographies importantes ont fixé nos connaissances sur cette maladie et rassemblé une quantité de matériaux où l'on aura toujours à puiser des indications précieuses. Peut-être, à l'heure actuelle, y aurait-il lieu de faire quelques retouches et d'ajouter quelques traits à la description cli-nique qu'elles ont donnée ; mais un travail d'ensemble serait d'autant moins justifié qu'une lente évolution se dessine, qui tend à faire perdre à la syringomyélie sa place nosologique et que, en tous cas, les questions nouvelles que soulèvent l'anatomie pathologique et la pathogénie sont loin d'être résolues.

Aussi, pour n'être pas condamné à une réédition au moins inutile des travaux qui nous ont précédé, nous avons voulu nous borner, en clinique, à l'un des chapitres de cette ma-ladie, le chapitre des anesthésies, qui nous a paru compor-ter des modifications importantes et mériter une étude ori-ginale.

Même en se limitant à ce point, les problèmes que soulève la syringomyélie sont multiples : ils touchent à la conduc-tion sensitive de la moelle, au mécanisme général des anes-thésies, à la topographie médullaire et radiculaire, etc.

Nous en avons discuté quelques-uns, à mesure qu'ils se sont présentés à nous, en sorte que, à propos de la syringomyélie, se trouvent groupées un certain nombre de questions d'intérêt plus général, qui trouvent leur application dans les autres branches de la pathologie médullaire.

Le terrain anatomo-pathologique et pathogénique est ici particulièrement difficile à aborder. Le simple exposé des opinions professées à cet égard, nous eût entraîné à des développements fastidieux et, croyons-nous, sans aucun profit. Aussi, laissant de côté les divergences secondaires, nous avons limité la discussion aux doctrines qui nous ont paru s'imposer le plus à l'examen. Nous n'avons rien négligé pour les contrôler, autant qu'il était en notre moyen, et, grâce à quelques cas personnels et à la riche collection de M. le professeur Dejerine, nous avons essayé de les interpréter. Cette interprétation, nous la soumettons ici à la critique du lecteur en lui présentant, à côté du texte, un certain nombre de dessins histologiques originaux, fidèlement exécutés (1).

Si nous n'avons pas craint de donner parfois, dans ce travail notre opinion personnelle, c'est qu'en réalité nous l'avons puisée dans les enseignements de notre excellent maître, M. le Pr Dejerine, qui a bien voulu mettre à notre disposition, pendant plus d'une année, les ressources de son laboratoire et de son service. Qu'il nous permette de lui offrir ici l'hommage de notre reconnaissance.

Pendant nos études médicales, nous avons contracté d'autres dettes de reconnaissance qu'il nous est agréable

---

(1) Ces dessins sont dus au crayon de nos amis, MM. H. Gillet et A. Bessin, que nous sommes heureux de remercier ici de leur talent.

de rappeler. Nous prions nos maitres dans les hôpitaux, et particulièrement ceux dont nous avons été l'externe ou l'interne, M. le Pr Duplay, M. le Pr Chantemesse, M. le Pr agrégé P. Marie, MM. les docteurs Voisin, Barié, Talamon, de trouver ici l'expression de notre bien vive gratitude. M. le Dr Talamon, auprès de qui nous avons passé une année inoubliable, sera toujours pour nous le Maître par excellence.

Il est encore quelques noms que nous ne saurions oublier. Ce sont ceux des docteurs Lyon, Lion, Demoulin, Vaquez, Gley, Mosny, Rénon, qui ont été pendant de trop courts moments nos guides ; de M. le docteur Macaigne qui nous enseigna la bactériologie, de M. le docteur Gombault, auprès de qui nous avons toujours trouvé les conseils éclairés d'un véritable savant.

Notre ami, M. le Dr Thomas, ne nous a jamais ménagé son concours et ses encouragements, nous ne pouvons l'oublier.

Nous remercions bien vivement M. le professeur Raymond du grand honneur qu'il nous fait en acceptant la présidence de notre thèse.

8 juillet 1901.

PREMIÈRE PARTIE

DE L'ANESTHÉSIE DISSOCIÉE DANS LA SYRINGOMYÉLIE

EXPOSÉ GÉNÉRAL

Si les troubles de la sensibilité cutanée ont, dès le début, conquis dans le tableau clinique de la syringomyélie une aussi grande place, c'est moins pour leur constance qu'en raison de leur caractère si spécial. Presque toujours, en effet, le déficit de la sensibilité cutanée parut porter uniquement sur les sensations de douleur et de température, tandis que la sensation de contact gardait son intégrité. Cette anesthésie dissociée, reconnue par Kahler et Pick, fut aussitôt regardée comme le véritable criterium clinique de la syringomyélie. Nulle part ailleurs, en effet, on n'avait rencontré jusqu'alors ce type d'anesthésie, si expressément noté dans presque toutes les observations de gliomatose médullaire. Aussi la constatation de cette « dissociation », jointe à celle d'une atrophie musculaire à forme Aran-Duchenne permit-elle de se prononcer formellement en faveur de cette maladie. Le diagnostic des cavités médullaires devint possible, et même relativement facile pendant la vie ; le chapitre de la syringomyélie s'enrichit rapidement d'un grand nombre d'observations, et l'on commença à son profit le démembrement des atrophies musculaires myélopathiques.

A l'heure actuelle, sans méconnaître l'importance clinique de l'anesthésie dissociée, personne ne lui accorde plus la même valeur quasi-pathognomonique.

Les points suivants méritent d'être étudiés et discutés :

1° Dans la syringomyélie la dissociation peut manquer, soit que l'anesthésie fasse totalement défaut (syringomyélies frustes), soit qu'elle comprenne au contraire tous les modes de la sensibilité.

2° La syringomyélie est le fait de la destruction limitée de la substance grise. Or cette lésion peut se trouver réalisée en d'autres circonstances (hématomyélie, tumeurs médullaires, etc.), et engendrer aussi la même anesthésie. Ici se vérifie encore l'aphorisme qui veut que, dans les affections nerveuses, la symptomatologie soit affaire bien plutôt de la localisation que de la nature des lésions.

3° Mais la question a paru se compliquer bien davantage en ces derniers temps. La destruction de la substance grise n'est plus, pour beaucoup d'auteurs, le seul facteur d'anesthésie dissociée dans les lésions médullaires ; celle-ci peut aussi dépendre de la destruction localisée des cordons latéraux, notamment du faisceau de Gowers (Van Gehuchten, Lœhr, Schlesinger, Brissaud, etc.).

4° Enfin, en dehors des lésions médullaires précédentes, la dissociation de la sensibilité peut se rencontrer, plus ou moins nette, dans un grand nombre de cas disparates appartenant les uns à des affections du système nerveux central ou périphérique, les autres à l'hystérie.

En raison de ces éléments nouveaux, il devient plus que jamais difficile de s'entendre sur la portée clinique et la valeur séméiologique de la dissociation syringomyélique et aussi sur l'interprétation du mécanisme de ce syndrome.

Il est à souhaiter qu'une étude d'ensemble vienne mettre au point ces différentes questions.

Sans entreprendre une telle étude qui nous entraînerait hors des limites que nous nous sommes imposées, nous serons obligé, à propos de l'anesthésie syringomyélique de discuter les questions qui y sont le plus étroitement liées.

Après avoir envisagé les anesthésies cutanées dans la syringomyélie (chap. I), nous étudierons la dissociation syringomyélique dans les lésions des cordons latéraux (chap. II). Puis, arrivant à la Pathogénie, nous aurons à discuter l'interprétation classique de ce syndrome (chap. III) ; et à voir si l'ensemble des faits n'en permet pas une explication meilleure (chap. IV).

En de brèves conclusions, nous essayerons de résumer les points acquis.

_____

CHAPITRE I

DES ANESTHÉSIES CUTANÉES DANS LA SYRINGOMYÉLIE

La sensibilité objective peut être altérée de diverses façons dans la syringomyélie. On peut y observer de l'hyperesthésie, des paresthésies, du retard de la sensibilité, de l'anesthésie.

Nous ne citons que pour mémoire l'hyperesthésie, qui est rare et temporaire.

L'anesthésie s'accompagne fréquemment de paresthésies, c'est-à-dire que la sensation n'est pas seulement diminuée dans son intensité, mais qu'elle est aussi modifiée dans sa perception. Par exemple, le malade ne reconnaît plus les caractères habituels du chaud ou du froid ; il les confondra l'un avec l'autre, ou bien il ne ressentira qu'une impression vague qui ne rappelle ni l'un ni l'autre ; mais il nous suffira d'avoir signalé cette altération.

Le retard des sensations peut accompagner aussi l'anesthésie. Dans une de nos observations (v. obs. VI), les excitations douloureuses et thermiques n'étaient perçues qu'au bout de deux ou trois minutes. Une récente note de M. Egger (1) tend d'ailleurs à montrer que le retard de la

_____

M. EGGER. — Soc. de biologie, 14 juin 1901.

sensibilité est chez les syringomyéliques, beaucoup moins
rare qu'on ne l'avait pensé.

Mais de tous les troubles de la sensibilité, c'est l'anesthésie
qui est le plus important et c'est d'elle surtout que nous
devons nous occuper. Comme elle est généralement d'intensité différente dans ses divers modes (douleur, température, contact), il importe au plus haut point de pouvoir
comparer ces principales modalités.

Or, à ce sujet, nous devons faire d'expresses réserves :
nos moyens d'exploration, suffisants pour l'appréciation
grossière du déficit sensitif, ne permettent pas de mesurer
le *degré* des anesthésies, et par conséquent de les comparer
avec précision. Comment produire des excitations égales,
ou du moins adéquates, lorsque la nature de l'excitant est
si distincte ? En réalité, nous ne pouvons comparer chaque
sensation qu'avec elle-même ; nous jugeons ensuite qu'elles
sont diminuées entre elles dans une même mesure, ou dans
une mesure différente ; mais ce ne peut être qu'une appréciation grossière, valable seulement lorsque les écarts sont
considérables.

Une autre cause d'erreur réside dans ce fait que, non
seulement les excitants ne sont pas comparables, mais que
nous les faisons agir de façon très différente. Ainsi, pour
juger de la diminution du tact et de la douleur, on essaye
de graduer l'excitation en produisant un contact plus ou
moins léger, ou une piqûre plus ou moins profonde. Pour
mesurer le degré d'anesthésie thermique, il faudrait procé-
der de la même façon, c'est-à-dire graduer l'excitation en
élevant peu à peu la température du liquide de l'esthésiomètre, et ne le laisser qu'un instant en contact avec la peau.
Malheureusement ce n'est pas ainsi qu'on procède habituel-

lement : on prend pour constante une température donnée, et c'est la *durée de contact* que l'on fait varier. Qu'en résulte-t-il ? C'est que l'on compare une excitation tactile ou douloureuse *unique*, à une sommation d'excitations thermiques, ce qui fausse inévitablement les résultats. Pour réduire cette cause d'erreur, il est indispensable d'employer pour les différents excitants le même mode d'application ; mais on n'a pu encore vaincre en pratique ces difficultés. Peut-être, en produisant des sommations rapides d'excitations pour le contact et la douleur, pourra-t-on acquérir de meilleurs points de comparaison. C'est du moins ce que donnent à penser des recherches toutes récentes de M. Egger (1) ; mais les méthodes jusqu'à présent utilisées, commandent dans l'interprétation des résultats obtenus une certaine réserve.

Ceci dit, voyons brièvement les caractères qualitatifs de l'anesthésie syringomyélique (2).

La dissociation peut être parfaite : les sensations de température et de douleur sont alors presque complètement abolies. Le malade ne perçoit, lorsqu'on le pique ou qu'on le brûle, qu'une sensation de contact ; il lui arrive aussi de se brûler lui-même à son insu et ce peut être pour lui le signe révélateur de sa maladie. Au contraire, les impressions tactiles les plus légères sont parfaitement perçues et localisées.

D'autres fois la sensibilité tactile est elle-même

---

(1) M. EGGER, *Soc. de biologie*, juin 1901.

(2) Dans le courant de ce travail, nous utiliserons, bien qu'ils soient critiquables, les termes de *thermo-anesthésie* dans le sens d'abolition ou diminution de la sensibilité thermique, et de *thermo-analgésie* dans celui d'abolition ou diminution *des sensibilités thermique et douloureuse.*

émoussée, mais pour s'en rendre compte, les moyens d'exploration habituels ne suffisent pas. Certaines sensations délicates telles que l'appréciation de la pression tactile, des pressions tactiles simultanées ou successives peuvent cependant, ainsi que l'a démontré Critzman (1), avoir perdu beaucoup de leur finesse.

Ailleurs, et sans avoir recours à ces manœuvres, on peut constater une réelle hypoesthésie tactile dont l'intensité peut atteindre un degré comparable, en certains cas, à celui des autres anesthésies. Les faits de syringomyélie avec anesthésie *totale* ne sont pas rares. M. le professeur Raymond (2) en a réuni un certain nombre publiés par Miura, Rumpf, Hochaus, Joffroy et Achard, Roth, Homen, Asmus, Oppenheim, Schüppel, etc. Entre ces faits et ceux où la dissociation est quasi-parfaite, toute la filiation peut s'observer, en sorte que l'on ne peut considérer l'anesthésie tactile comme exceptionnelle ; elle doit entrer en ligne de compte aussi bien que les anesthésies d'autres modes, et si elle est généralement moins complète, elle n'est peut-être pas beaucoup moins fréquente. Nous l'avons, quant à nous, rencontrée dans tous nos cas.

Dans la majorité des faits, le mot « dissociation » n'exprime donc ici que la *conservation relative* de la sensibilité tactile.

Entre l'état des sensibilités thermique et douloureuse, le parallélisme est souvent très marqué ; et, autant qu'il est permis de le dire, on peut les trouver atteintes au même degré ; mais il n'en est pas toujours ainsi. Elles peuvent être inéga-

---

(1) CRITZMAN. — *Thèse*, Paris 1892, Essais sur la syringomyélie.
(2) RAYMOND. — Leçons de clinique des maladies nerveuses, 1897, p. 510.

lement affaiblies, ou encore le déficit peut ne porter que sur l'une d'entre elles. Dans la majorité des cas, c'est, il nous semble, l'anesthésie thermique qui prédomine. Roth (1) avait déjà observé dans trois cas la thermo-anesthésie isolée pendant longtemps, tandis qu'il ne put en aucun cas constater l'analgésie sans thermo-anesthésie. Il fit remarquer aussi que « la région de la thermo-anesthésie occupe habi- « tuellement un espace bien plus grand que l'anesthésie « des autres espèces de sensibilité », et nous avons presque toujours pu reconnaître la justesse de cette remarque, soit dans nos observations personnelles, soit dans celles que nous avons relues ailleurs. On peut dire en somme que l'anesthésie thermique prend souvent le pas sur l'anes- thésie douloureuse, tandis que l'inverse ne se réalise que rarement.

Les impressions thermiques ne sont pas non plus toujours diminuées également pour le chaud et pour le froid ; parfois la dissociation est complète. L'observation de Dejerine et Thuilant (2) en est un bel exemple : les perceptions ther- miques n'étaient altérées qu'au-dessus de 20° ; la sensibi- lité au froid était parfaitement conservée, en même temps que la douleur et le tact.

Considérons maintenant *l'évolution* des différents modes d'anesthésie. A une époque voisine du début, ou tout au moins du début apparent, la thermo-anesthésie peut être déjà très marquée, ainsi que l'analgésie. Comme le début véritable est presque toujours impossible à préciser, on ne

---

(1) Roth. — Contribution à l'étude symptomatologique de la glio- matose médullaire. *Archives de Neurologie*, 1888, n° 16.

(2) Dejerine et Thuilant. — *Bulletins de la Soc. de Biologie*, 1891.

peut dire si elles atteignent d'emblée ce degré d'intensité, ou si, comme c'est plus probable, elles n'y arrivent que progressivement. En tous cas la thermo-analgésie est un des signes les plus précoces, parfois le signe révélateur de la syringomyélie. Puis, avec la marche de l'affection, elle s'accentue encore et devient presque absolue (1). Il est bien rare qu'à ce moment la sensibilité tactile soit entièrement respectée : l'hypoesthésie d'abord légère, se prononce peu à peu et la dissociation tend à perdre de sa netteté. Ainsi, d'une manière générale, les différents modes d'anesthésie s'installent et s'accentuent progressivement, mais avec une avance considérable pour la thermo-anesthésie et l'analgésie.

Mais les anesthésies n'évoluent pas seulement dans leur intensité ; elles gagnent aussi en étendue. Nous nous occuperons plus loin (2ᵉ partie) de leur topographie et de leur mode d'envahissement. Disons seulement ici qu'elles occupent à peu près les mêmes régions, et que, en raison de leur marche progressive, la surface cutanée offre des zones hypoesthésiques à un degré différent.

Cette évolution progressive n'est cependant pas fatale, et en certains cas les limites de l'anesthésie restent fixes pendant de longues années. C'est évidemment la preuve que la lésion peut cesser de s'accroître.

En résumé, bien que les diverses modalités de l'anesthésie soient remarquablement dissociées dans la syringo-

---

(1) Cependant avec des sommations très rapides d'excitations douloureuses (au moyen par exemple d'un diapason auquel est fixé une pointe), on peut voir la sensibilité réapparaître dans la majeure partie des territoires qu'on pensait anesthésiques (Egger). Cette nouvelle donnée, a, comme nous le verrons plus loin (p. 61), une importance considérable.

myélie, elles n'en conservent pas moins la plus grande analogie dans leur développement, leur localisation, leur mode d'extension. L'on est obligé de leur reconnaître beaucoup de caractères communs, et de convenir que, bien qu'elles n'évoluent point parallèlement, elles doivent avoir une même pathogénie.

CHAPITRE II

DE LA DISSOCIATION SYRINGOMYÉLIQUE
DANS LES LÉSIONS DES CORDONS LATÉRAUX

EXPOSÉ DE LA QUESTION ET DIVISION DU SUJET

L'anesthésie dissociée ne reconnait-elle pour cause, lorsqu'elle est due à une affection médullaire, que les lésions de la substance grise? Peut-on dire qu'elle soit en quelque sorte le *syndrome des cornes postérieures*? On le pensait autrefois, mais à ce sujet les idées anciennes ont été quelque peu ébranlées par une doctrine nouvelle, défendue par bon nombre de neurologistes, et que nous avons à discuter maintenant. Nous croyons utile, en raison de l'intérêt de cette question, d'en présenter les diverses faces. Mais nous nous efforcerons néanmoins de ne jamais perdre de vue notre sujet.

Voici d'abord la thèse à laquelle nous faisons allusion : la destruction de la substance grise n'est pas la seule lésion spinale capable d'entrainer la perte exclusive des sensibilités thermique et douloureuse; une autre localisation peut également produire l'anesthésie dissociée : c'est l'interruption de la *voie sensitive croisée*. Seulement, en ce cas, la thermo-analgésie se trouve du côté opposé à la lésion, et occupe toutes les parties du corps qui lui sont sous-jacentes.

Disons immédiatement que cette thèse a été imaginée pour donner l'explication de certains faits cliniques ; mais il nous paraît essentiel, avant d'aller plus loin, de résumer ce que les différents auteurs ont décrit sous le nom de *voie sensitive croisée*.

Les racines postérieures se terminent directement, ou par leurs collatérales, dans la substance grise de l'axe médullaire ; mais que deviennent les impressions sensitives après cette première étape et comment sont-elles transmises aux centres supérieurs ? Parmi les fibres des cordons latéraux, il en est un certain nombre qui, nées de la substance grise au niveau des cornes postérieures ou de la base des cornes antérieures, se groupent en faisceaux ascendants. Les deux principaux constituent le faisceau de Gowers et le faisceau cérébelleux direct.

C'est principalement des fibres du faisceau de Gowers qu'on a voulu faire la *voie sensitive secondaire* (Gowers, Schlesinger, Van Gehuchten, Brissaud) (1).

Les cellules d'où elles émanent sont situées dans la corne postérieure et à la base de la corne antérieure (Bechterew, Mott, Flatau, Gombault et Philippe) où elles sont en connexion par leurs prolongements protoplasmiques avec les ramifications ultimes des fibres radiculaires postérieures ; en ce point finit le *protoneurone* et commencerait le *deutoneurone sensitif*. La voie sensitive médullaire serait ainsi presque ininterrompue et presque

(1) Ce qu'Edinger appelle *faisceau sensitif croisé* est l'ensemble des fibres longues ascendantes disséminées dans le cordon latéral.

exclusivement fibrillaire ; en plus elle est croisée, car ses cylindraxes subissent dans la commissure antérieure une décussation presque complète avant de s'élever dans le cordon latéral (1).

Ses attributions physiologiques sont disputées. Pour Gowers elle ne conduisait que les impressions douloureuses, Edinger, Kœlliker, en firent la voie de transmission générale des impressions cutanées (tact, douleur, température). Mais le plus grand nombre (Schlesinger, M. Lœhr, Van Gehuchten, Brissaud) lui attribuent la conduction des excitations thermiques et douloureuses, et admettent que son interruption suffit à produire une thermoanalgésie étendue et croisée. Quel que soit d'ailleurs le rôle spécial que lui prêtent ces anatomistes, ils la considèrent comme une voie *nécessaire* à la conduction sensitive, un des chaînons qui relient la périphérie aux centres. La *transmission des sensations est pour eux la fonction spéciale d'un faisceau médullaire croisé.*

Or il faut prendre garde qu'il y a dans tous les cas deux termes à discuter ici : 1° d'abord, *la conduction de la sensibilité est-elle croisée dans la moelle ?* 2° puis, *s'effectuet-elle par des faisceaux déterminés ?* Nous allons voir dans les paragraphes qui suivent, si on nous apporte la démonstration de ces deux propositions.

_____

(1) Pour certains auteurs et notamment M. Brissaud, l'entrecroisement se trouve plutôt à la terminaison du protoneurone qu'à l'origine du deutoneurone. Les impressions se propageraient donc par les collatérales croisées des racines postérieures, puis par le cordon latéral du même côté que l'arborisation de ces collatérales. Il faut remarquer avec M. le profess. Raymond (*Nlle Iconogr. de la Salpêtrière*, 1897) que leur importance numérique est bien faible par rapport aux collatérales directes pour expliquer ce rôle prépondérant.

La conduction de la sensibilité dans la moelle est-elle croisée ?

A. — *Physiologie*. — C'est en ce sens que l'on a interprété le phénomène connu en physiologie et en clinique sous le nom de *syndrome de Brown-Séquard*. Fodera, Van Deen, Stilling, et surtout Brown-Séquard (1846) montrèrent qu'une hémisection de la moelle dorsale donne lieu à une hémiparaplégie avec hémianesthésie croisée.

Chez l'homme, le même syndrome succède presque invariablement aux hémisections traumatiques ; il s'observe aussi, avec plus ou moins de pureté, dans les hémilésions, quelle que soit leur nature, et même dans les lésions bilatérales, pourvu qu'elles prédominent d'un côté. Tous ces faits sont aujourd'hui à l'abri de la contestation. Il n'en est pas de même de la conclusion qu'en tira Brown-Séquard; *l'entrecroisement des fibres sensitives après leur entrée dans la moelle.* — Vulpian, le premier, soumit cette doctrine à la plus sévère critique. D'abord, il reprit les expériences, les compléta, fit voir combien les résultats de l'hémisection étaient variables suivant les animaux opérés. Il établit que l'hémisection a d'autant moins d'influence sur les membres postérieurs qu'elle est faite à une plus grande distance de la région lombaire. Il refit, après Van Deen, l'expérience des deux hémisections : deux hémisections pratiquées à distance, et chacune sur une moitié différente de la moelle, laissent aux membres postérieurs leur sensibilité. Par conséquent, dit-il, les excitations sensitives ne suivent ni une voie directe, ni une voie croisée, car dans les deux cas, elles devraient disparaître complètement. Tous ces arguments, et d'autres encore sont développés avec une admirable logique et une conviction pénétrante dans l'article du Dictionnaire Dechambre (1).

Ils ont été repris et présentés depuis par Dejerine et Thomas (2). Énumérons-en quelques autres, d'après ces auteurs : La section longitudinale du renflement lombaire ne produit qu'une simple diminution de la sensibilité (Oré) ; — il suffit, pour développer le syndrome de Brown-Séquard, d'une section unilatérale des racines postérieures, ou même d'une simple piqûre d'un cordon postérieur (Brown-Séquard) ; — l'anesthésie croisée disparaît quelquefois après l'élongation du sciatique du côté opposé à la lésion. — Plus récemment, Mott (3) a reconnu que chez le singe l'hémisection détermine pendant les tout premiers jours un affaiblissement des réactions douloureuses des deux côtés, mais plus tard, les troubles de la sensibilité se cantonnent du côté de l'hémisection. Des résultats analogues ont été obtenus par Bottazzi et Luciani (4). — Enfin Gotch et Horsley (5), excitant électriquement le sciatique, et recueillant le courant produit au niveau de la moelle, ont pu démontrer que, quelle que soit l'espèce animale, ce courant se propage toujours mieux du côté du nerf excité.

Finalement les physiologistes, et Brown-Séquard lui-même, se sont rendus, et se sont efforcés de trouver une interprétation plus acceptable.

B. — *Clinique.* — Mais les cliniciens n'ont pas pour cela

(1) VULPIAN. — *Dict. Dechambre*, art. moelle.

(2) PEJERINE et THOMAS. — *Archives de physiologie*, 1898, p. 594.

(3) MOTT. — *Transact. patholog. society*, London 1891.

(4) BOTTAZZI et LUCIANI. — *Centralblatt für Physiologie*, déc. 1894, (Ueber die Hemisection des Rückenmarkes bei Hundem), analysé in *Revue neurologique*, 1896, p. 372.

(5) GOTCH et HORSLEY. — *Transact. patholog. society*, London, 1891

abandonné la partie. Reconnaissant que le terrain physiologique leur manquait, ils pensent trouver dans les observations cliniques un criterium suffisant de l'entrecroisement
sensitif chez l'homme. « Si l'on accepte, dit Grasset (1), le
« syndrome de Brown-Séquard comme une *loi clinique*,
« il faut bien admettre l'entrecroisement intra-médullaire
« des conducteurs sensitifs chez l'homme. » — Et Brissaud (2) s'exprime d'une façon analogue : « Du fait, dit-
« il, que les hémisections spinales chez l'homme donnent
« lieu à l'hémianesthésie croisée, il découle *fatalement* que
« les voies de la sensibilité subissent une décussation intra-
« médullaire. *Il n'y a pas d'expérience qui infirme ce ré-*
« *sultat.* »

On ne saurait récuser plus clairement les enseignements
de la physiologie expérimentale. Pour notre part, cependant,
nous leur attribuons encore une certaine valeur et ne
croyons pas qu'on puisse les négliger. Il est en effet bien
difficile de croire qu'un acte physiologique aussi important
que celui de la transmission des impressions sensitives
puisse s'effectuer d'une façon différente dans la moelle de
l'homme et dans celle des animaux habituellement soumis à
l'expérimentation (Vulpian). La pathogénie de l'hémianesthésie croisée est vraisemblablement similaire chez les
diverses espèces ; par suite, nous ne pensons pas qu'on soit
en droit d'éliminer une partie des observations et de ne
baser son raisonnement que sur l'autre. Pour être justifiées,
les conclusions doivent découler de l'ensemble des faits. Or
quelque séduisante que soit, de prime abord, l'explication
du syndrome par l'entrecroisement sensitif, elle devient

(1) Grasset. — Diagnostic des maladies de la moelle.
(2) Brissaud. — Leçons sur les maladies nerveuses, 1899, p. 262.

pour la généralité des cas, inadmissible (1). Dejerine et Thomas (2) concluent dans le même sens : « Il est impos- « sible, disent-ils, d'appuyer actuellement sur des bases « solides une théorie quelconque du syndrome de Brown- « Séquard, surtout si on laisse de côté les schémas pour se « placer devant les faits ». Pourquoi d'ailleurs vouloir en rapporter la cause à une disposition anatomique ? Ne se peut-il pas qu'il y ait là « la mise en jeu de certaines pro- « priétés du système nerveux, inaccessibles à nos moyens « d'investigation (3) ? » Le mécanisme du syndrome de Brown-Séquard reste donc entièrement en discussion et aucune conclusion anatomique n'est permise.

La conduction de la sensibilité dans la moelle s'effectue-t-elle par des faisceaux déterminés ?

D'une façon générale, tous les faisceaux constitués par des fibres longues à dégénération ascendante ont été tour à tour

---

(1) D'ailleurs l'anatomie ne peut donner la raison suffisante du syndrome de Brown-Séquard, car les collatérales croisées sont fort peu nombreuses et le faisceau de Gowers contient aussi des fibres directes ; de toute façon la voie sensitive ne peut donc être entièrement croisée chez l'homme.

(2) DEJERINE et THOMAS, — Loc. cit.

(3) Les phénomènes d'inhibition tiennent dans la pathogénie du syndrome de Brown-Séquard une place qu'on ne saurait mécon- naître : il est difficile de faire toujours la part de ce qui revient à la lésion et de ce qui lui est surajouté par l'effet de troubles dynami- ques. En certains cas, l'hémianesthésie s'améliore notablement au bout de quelques mois, alors que les phénomènes moteurs suivent leur cours. Dans d'autres, plus curieux encore, le syndrome disparaît en quelques jours (un mois dans le cas de Huguier et Bernard, 8 jours dans celui de Reynès). Ces faits ne peuvent guère s'expli- quer par des lésions matérielles.

désignés comme conducteurs sensitifs. Dans les cordons antéro-latéraux les fibres longues ascendantes se groupent en plusieurs faisceaux, ainsi que nous l'avons écrit ci-dessus (faisceau sensitif croisé d'Edinger, faisceau de Gowers, faisceau cérébelleux direct). Il n'en est pas un que l'on n'ait regardé comme chargé de la transmission de la sensibilité en général, ou de quelqu'une de ses modalités. A l'exception de ces fibres longues, le cordon latéral, ainsi que le cordon postérieur, contiennent d'autres fibres ascendantes qui naissent et se terminent dans la substance grise médullaire dont elles relient les différents étages ; mais c'est aux fibres longues, notamment au faisceau de Gowers, que serait dévolu le rôle de conducteurs sensitifs.

A. — *Physiologie.* — Au point de vue physiologique, cette opinion est en opposition complète avec les résultats expérimentaux de Vulpian. Par une série de mutilations variées, ce physiologiste a démontré que, tant qu'il subsiste une parcelle de substance grise, la sensibilité n'est pas abolie, et qu'elle disparaît au contraire dès que la continuité de cette substance est entièrement interrompue. D'autre part, les troubles sensitifs par lésions directes des cordons latéraux lui parurent presque nuls. Il vit de la façon la plus nette que « la section des faisceaux latéraux, soit seule, soit com-« pliquée de la section des faisceaux antérieurs et d'une « grande partie de la substance grise, laisse persister la « sensibilité. De même, la section des faisceaux postérieurs « avec la presque totalité des faisceaux latéraux et une « grande partie de la substance grise. » Ces expériences lui permirent d'affirmer que les faisceaux latéraux ne prennent qu'une faible part à la transmission des impressions sensitives.

Ferrier et Turner, Mott (1), ont sectionné chez le singe les cordons antéro-latéraux de l'un et des deux côtés sans aucun effet apparent sur la sensibilité. Cependant Holzinger (2), expérimentant sur des chiens, aurait pu déterminer une analgésie étendue par la section des deux cordons latéraux, ou encore par la section de la moitié postérieure de la moelle jusqu'un peu au-devant des voies pyramidales.

Remarquons que l'interprétation de ces expériences est parfois rendue fort délicate en raison des lésions secondaires ou des troubles circulatoires inévitables de la substance grise. Lorsqu'elles donnent des résultats positifs, il est indispensable de s'assurer qu'ils ne sont pas dus à une complication de ce genre ; il est en outre impossible de tenir compte des phénomènes d'inhibition. Les constatations d'Holzinger ne peuvent donc, en présence des résultats contradictoires et des difficultés techniques, fournir une argumentation physiologique suffisante.

B. — *Clinique*. — La clinique est-elle plus favorable à l'existence d'un faisceau sensitif croisé ? Rencontre-t-on des anesthésies médullaires croisées par lésion des cordons latéraux, en dehors de toute altération de la substance grise ? Un certain nombre de faits semblent d'après Laehr, Van Gehuchten, Brissaud, affirmatifs. Selon ces auteurs il est établi qu'une lésion superficielle et légère des cordons latéraux, du Gowers en particulier, est susceptible d'entraîner

---

(1) Mott. — *Brain*, 1895. Experimental enquiry upon the afferent tracts of the central nervous system of the monkey.

(2) Holzinger. —Analysé par Bechterew. *Neurologisches Central-blatt*, 1891.

une thermo-analgésie *étendue* et *croisée*. La sensibilité tactile, dans ces conditions, subsisterait intégralement. Passons en revue quelques-uns de ces faits, choisis parmi les
plus démonstratifs.

Van Gehuchten (1) rapporte deux exemples de dissociation syringomyélique par compression médullaire. Dans
l'un, elle accompagnait une paraplégie flasque avec exagération des réflexes, et paralysie des sphincters ; il s'agissait
probablement d'un effondrement de la 8e ou 9e vertèbre dorsale. *Pas d'autopsie.* Dans l'autre, elle se montra, plus ou
moins ébauchée, au cours d'une paraplégie flasque avec
abolition des réflexes, d'origine mal déterminée. *Observation purement clinique.* — L'absence d'examen histologique
dans ces deux cas ne permet pas de les discuter utilement.

Dans un cas de Marinesco (2), un traumatisme (balle de
revolver) aurait déterminé, en même temps qu'une paraplégie flasque avec atrophie musculaire et troubles trophiques,
une anesthésie dissociée remontant jusqu'au territoire de la
9e dorsale. Or l'autopsie montra un écrasement de la moelle
sur une hauteur de 1 centimètre, et, juste au-dessous, la
substance grise était détruite, et il existait à sa place des
« espèces de cavités ».

A côté de ces faits, se rangent les observations, assez
nombreuses, d'anesthésie dissociée à forme syringomyélique
dans le mal de Pott. Edsall (3) cite l'observation clinique
d'un enfant de 14 ans, atteint de mal de Pott, chez qui les
perceptions douloureuses étaient amoindries, les percep-

(1) Van Gehuchten. — *Semaine médicale*, 1899, p. 113.

(2) Marinesco. — *Semaine médicale*, 1898, p. 153.

(3) D. Edsall. — *Journal of nervous and mental diseases*, 1898.

tions thermiques abolies sur une grande partie du tronc et des membres inférieurs, la sensibilité tactile étant partout respectée.

A ce propos, l'auteur insiste sur la nécessité de rechercher plus souvent l'état de la sensibilité thermique chez ces malades. Il rappelle l'opinion de Schlesinger, de Gowers, de Strümpell, qui y rencontrèrent la thermo-anesthésie, soit isolée, soit associée aux autres anesthésies. Nous pourrions ajouter également les deux cas de Sachs (1), ceux de F. Frey (2), etc.

Mais dans l'espèce, l'observation clinique n'acquiert de signification que lorsqu'elle est complétée par l'autopsie. Or, dans le cas étudié par Pic et Regaud (3), les auteurs avaient trouvé pendant la vie, une dissociation syringomyélique et l'autopsie fit voir, au niveau du foyer de pachyméningite, une myélite diffuse et des altérations *de la substance blanche, de la substance grise et des racines.*

Que la thermo-analgésie soit fréquente au cours des compressions médullaires, et notamment du mal de Pott, cela est possible et même probable; mais il n'est nullement établi que cette anesthésie soit due aux altérations des cordons latéraux. Des lésions plus ou moins graves de la substance grise existent en effet en même temps (4), et il faut en outre tenir compte de la compression radiculaire, qui marche souvent de pair.

_____

(1) Sachs. — *Medic. Record,* 1898, p. 60.

(2) Frank Frey. — *Medic. Record,* 1898.

(3) Pic et Regaud. — *Semaine médicale,* 1895 (août).

(4) On peut même observer au cours du mal de Pott, la formation de cavités dans la substance grise, ainsi qu'en témoignait un cas publié par nous et qui est analysé plus loin.

Viennent maintenant, parmi les causes fréquentes de
thermo-analgésie, les méningo-myélites syphilitiques. Ici
les observations se multiplient. C'est en effet sous la forme
dissociée que se présente ordinairement l'anesthésie dans
la syphilis médullaire (Schlesinger, Oppenheim, Sottas (1), Lamy (2), Brissaud (3), etc.). Mais les lésions
sont ici fort complexes : méningite, myélite, altérations vasculaires, ramollissement par thromboses, gommes, peuvent s'y rencontrer, et ne ménagent pas habituellement la
substance grise. Lorsqu'elle se cantonne à une moitié de
la moelle, la syphilis médullaire réalise le syndrome de
Brown-Séquard, avec cette particularité que la sensibilité tactile est relativement ou intégralement conservée.
Mais la multiplicité et la diffusion des lésions, ne permettent
pas d'attribuer l'anesthésie thermique et douloureuse uniquement à une destruction du faisceau de Gowers.

Les faits de ce genre cités par Van Gehuchten sont peu
comparables entre eux (gommes, méningo-myélite, artérite);
en revanche, ils ont un point commun : c'est qu'ils présentent
des lésions destructives de la substance grise. Tel le cas de
Piatot et Cestan (4) où, au niveau de la région dorsale supérieure, « toute la base de la corne postérieure droite est
« prise, avec le faisceau latéral droit, en outre d'une partie
« du faisceau fondamental gauche et de la corne antérieure;
« les deux territoires malades, le gauche et le droit, sont
« réunis par un pont qui traverse l'épendyme ».

---

(1) SOTTAS. — *Thèse*, Paris, 1894. Contribution à l'étude anatomo-
clin. des paralysies spinales syphilitiques.

(2) LAMY. — *Thèse*, Paris, 1893. La méningo-myélite syphilitique.

(3) BRISSAUD. — Leçons sur les maladies nerveuses, 1899.

(4) PIATTO et CESTAN. — *Annales de dermatologie*, 1897.

Telle, la belle observation de Hanot et Meunier (1), où deux gommes, presque symétriquement placées au niveau de la 1re et de la 2e racine dorsale, occupaient les cornes antérieure et postérieure, et une partie des cordons latéraux ; les symptômes observés consistaient en un double syndrome de Brown-Séquard avec dissociation syringomyélique.

Tel encore le cas de méningo-myélite gommeuse unilatérale, rapporté par Dejerine et Thomas (2) : la lésion avait envahi, de la 4e à la 6e racine dorsale, *toute la moitié gauche de la moelle*, aussi bien le cordon latéral que la substance grise. Seuls avaient été épargnés le cordon postérieur et une faible partie du cordon antérieur. On ne peut donc conclure ici que la thermo-analgésie croisée fut sous la dépendance du faisceau de Gowers.

Mais passons à une autre série de faits : les cas de syndrome de Brown-Séquard avec dissociation syringomyélique qui succèdent à un traumatisme léger. La lésion peut-elle se borner alors à une section superficielle de la moelle, capable d'intéresser uniquement le faisceau de Gowers ? Van Gehuchten le croit, se fondant sur la prédominance des troubles sensitifs, et la fugacité des troubles moteurs. Les observations qu'il analyse manquent cependant du contrôle anatomique ; la seule qui ait été suivie d'autopsie, l'observation de Gowers, n'est pas favorable à cette thèse, car bien que le tableau clinique y fût réduit à une thermo-analgésie croisée, on constata que la moelle cervi-

---

(1) HANOT et MEUNIER. — *Nouvelle Iconographie de la Salpêtrière*, 1896, p. 49.

(2) DEJERINE et THOMAS. — *Loc. cit.*

cale, ayant été lésée par une petite esquille osseuse, il en était résulté une petite hémorrhagie dans le cordon latéral *et dans la substance grise.*

Il est manifeste que les faits de ces différentes catégories sont insuffisants. Ce qu'ils prouvent, c'est que l'anesthésie de certaines lésions en foyer (compressions, méningo-myélites, traumatismes localisés, etc.) revêt fréquemment le type syringomyélique ; mais rien ne permet d'affirmer que ce soit par le fait d'une interruption du faisceau de Gowers, car une lésion concomitante de la substance grise est presque inévitable. La fragilité de sa texture, l'abondance des vaisseaux y favorisent les hémorrhagies (Minor), même lorsqu'elle n'est pas directement en cause (1).

Il est cependant une particularité qui, selon Van Gehuchten, permet d'attribuer *avec certitude* la thermo-analgésie à une lésion du faisceau de Gowers, même lorsque la substance grise est altérée : c'est sa topographie spéciale. Au lieu d'être limitée, comme dans la syringomyélie par exemple, à une surface cutanée proportionnelle à la hauteur de la destruction spinale, elle s'étend à toutes les parties du corps dont l'innervation est régie par les étages de la moelle sous-jacents à la lésion ; en outre elle n'est pas *homologue,* mais *croisée* ; ces caractères auraient une importance capitale, car une thermo-analgésie ainsi étendue et croisée « ne « peut être due qu'à la section d'un *faisceau croisé,* con-« ducteur des impressions douloureuses et thermiques ».

_____

(1) Selon Minor, un traumatisme même superficiel de la moelle a presque toujours pour conséquence une hémorrhagie localisée dans la substance grise et l'on ne peut, dans ces circonstances, attribuer le syndrome de Brown-Séquard à une lésion pure des cordons laté-raux.

Au paragraphe précédent, l'anesthésie croisée du phénomène de Brown-Séquard ne nous a pas semblé avoir pour corollaire un entrecroisement des voies sensitives ; pour les mêmes raisons nous nous refusons à tirer ici de ce caractère de l'anesthésie une déduction analogue.

Reste la question de l'étendue. On admet généralement qu'une lésion limitée de la substance grise ne peut donner naissance qu'à une anesthésie limitée au territoire cutané correspondant (1). Mais si l'altération, plus complexe, atteint à la fois, d'un seul côté, la substance grise et les faisceaux blancs périphériques, le cas n'est plus le même, et les conditions se rapprochent singulièrement de celles de l'hémisection.

En somme, *tous les faits cités par V. Gehuchten et que nous avons passés en revue, sont très comparables, pour peu que la substance grise soit altérée (et elle l'est très certainement), à de légères hémilésions. Cliniquement ils n'en diffèrent que par la dissociation de l'anesthésie.* Or l'étude du phénomène de Brown-Séquard nous montre qu'il peut s'accompagner, à localisation semblable, tantôt d'anesthésie totale, tantôt seulement de thermo-analgésie ; ou même d'anesthésie thermique isolée (Dejerine et Thomas, *loc. cit.*). Si nous cherchons la cause de ces modalités cliniques, ce n'est donc pas dans une pénétration plus ou moins profonde de la lésion que nous la trouverons, mais *dans l'intensité et la nature même du processus destructif.*

Comment expliquer autrement que la dissociation soit la *règle* dans la méningo-myélite syphilitique, uni ou bi-laté-

---

(1) Nous verrons plus loin qu'il y a peut-être quelques restrictions à apporter à cette formule.

rale ? Ce n'est évidemment pas en raison d'une immunité
spéciale des cordons postérieurs (qui étaient d'ailleurs très
altérés, notamment dans le cas de Charcot-Gombault) (1),
que le sens du tact est généralement ménagé. Ce n'est pas
davantage à cause d'une localisation stricte aux cordons
latéraux, puisque la participation de la substance grise est
indéniable.

Entre l'hémisection brutale et soudaine et les hémilésions par compression ou affections inflammatoires
chroniques, la différence consiste moins dans le siège que
dans l'acuité et l'évolution du processus. Il n'est donc pas
juste d'opposer le siège de ces altérations ; et c'est plutôt
leur intensité et leur évolution qu'il faut distinguer. Au
fond, l'hémianesthésie croisée de l'hémisection traumatique,
et la thermo-analgésie croisée des lésions en foyer dont il
est ici question peuvent bien reconnaître un même mécanisme. La destruction incomplète des conducteurs explique
suffisamment dans le second cas la persistance de la sensibilité tactile. Nous reviendrons plus loin à ce sujet.

Voir ici dans l'anesthésie dissociée l'effet d'une interruption du faisceau de Gowers nous paraît donc une prétention
arbitraire. Pour éclairer la signification de ces observations
cliniques, il n'est pas nécessaire de supposer l'existence
d'un faisceau croisé de fibres douloureuses et thermiques ; *il
suffit de les rapprocher du phénomène de Brown-Séquard
dont ils sont évidemment une variété.*

— Après avoir critiqué les arguments présentés comme favorables à l'existence d'une voie sensitive croisée passant
par le Gowers, nous pouvons rapporter des faits qui lui sont

(1) CHARCOT et GOMBAULT. — *Archives de physiologie*, 1873.

nettement contraires. En premier lieu, les fibres de ce faisceau aboutissent au vermis par le bulbe et la protubérance, après avoir contourné le pédoncule cérébelleux supérieur. Or rien ne permet de faire du cervelet une voie de conduction de la sensibilité cutanée ; « l'existence en particulier « de troubles de la sensibilité douloureuse ou thermique « n'a jamais été notée à la suite de lésions de cet organe » (1).

Puis, la dégénérescence de ce faisceau est loin d'entraîner régulièrement de l'anesthésie : « Nombreux sont les cas, dit « M. Dejerine (2), où à la suite de lésions transverses de « la moelle, ce faisceau est complètement dégénéré des deux « côtés sans qu'on ait toujours noté pendant la vie des « troubles de la sensibilité thermique et douloureuse com- « parables en intensité à ceux qu'on observe lorsque la « substance grise centrale est lésée sur une certaine « étendue ».

D'autre part la thermo-analgésie croisée, s'il suffisait d'une lésion aussi superficielle pour la provoquer, devrait se manifester avec une fréquence extrême ; toute méningite, toute compression latérale, devrait compromettre plus ou moins gravement la sensibilité thermique et douloureuse sur un vaste territoire. Il n'en est pas ainsi; les troubles sensitifs produits par la lésion des faisceaux latéraux sans participation de la substance grise sont presque nuls, et la thermo-analgésie ne se développe guère que dans des lésions profondes.

D'ailleurs vouloir expliquer par des phénomènes de transmission fibrillaire la conduction sensitive dans la moelle,

---

(1), (2) DEJERINE. — *Semaine médicale*, 1891, De l'hémianesthésie d'origine cérébrale.

c'est se heurter perpétuellement à des contradictions, à des impossibilités. Ainsi, à supposer que la théorie de Van Gehuchten fût vraie, quelle voie suivrait la sensibilité tactile? Dans l'hémisection, l'anesthésie tactile est croisée; or le faisceau de Goll ne s'entrecroise pas; le faisceau cérébelleux est également direct (1); en outre les altérations superficielles qui en lésant le faisceau de Gowers suffisent d'après l'auteur de Louvain à produire la thermo-analgésie, ne manqueraient pas de retentir en même temps sur le cérébelleux direct et d'abolir aussi le tact, ce qui ne cadre guère avec les données présentées par Van Gehuchten lui-même. Enfin le faisceau de Gowers contient lui aussi des fibres croisées, auxquelles on ne peut se dispenser de reconnaître une certaine valeur, et dont l'interruption devrait donner lieu à une légère hémianesthésie directe, ce qui n'est pas le cas. (Bechterew.)

Conclusion.

I. — Notre discussion a plus particulièrement porté sur la conception de Lœhr, Schlesinger, V. Gehuchten, qui fait du faisceau de Gowers la voie croisée des impressions douloureuses et thermiques; mais les mêmes objections physiologiques s'adressent à toute théorie du même ordre, et nous ne pouvons les discuter séparément.

Aussi certains auteurs gardent-ils une plus sage réserve

---

(1) On sait que Van Gehuchten admet, dans la dernière édition de son *Traité d'anatomie*, que les faisceaux cérébelleux directs constituent la voie secondaire des impressions tactiles.

au sujet du rôle conducteur des faisceaux blancs latéraux.
Mott (1) déclare que les fonctions du faisceau croisé sont
inconnues. — Charpy (2) confesse que « ce n'est que sous
« forme d'hypothèses que l'on peut indiquer le chemin
« suivi par les différentes sensibilités ».

Comme on voit, la preuve est loin d'être faite que les
impressions sensitives, ou seulement certaines d'entre elles,
ayant traversé l'axe gris, doivent *obligatoirement* emprun-
ter les fibres longues du faisceau latéral du côté opposé.
Nous avons établi successivement que *la démonstration est
fragile par ses deux bases : l'entrecroisement d'une part,
la systématisation fonctionnelle de l'autre.*

II. — N'aurons-nous donc à donner que des conclusions négatives ? — Voici ce qui, en tout cas, semble résulter
de cette discussion :

Dans la masse des cordons latéraux, les deux seuls faisceaux à fibres longues ascendantes (cérébelleux direct et
Gowers) ne semblent guère appelés à prendre une part pré-
pondérante à la conduction de la sensibilité cutanée. Il ne
reste donc, en dehors du faisceau de Goll (que nous étudierons plus loin), que les *fibres commissurales* et la *substance grise.* Le fait que cette dernière ne contient pas de
faisceau à direction longitudinale (3) ne nous paraît point,
comme à Van Gehuchten, suffisant pour lui refuser un
rôle de conducteur que d'ailleurs les expériences si nom-

_____

(1) MOTT. — *Brain*, 1895.

(2) CHARPY. — *Traité d'anatomie de Poirier*, tome III.

(3) Il est possible cependant qu'un certain nombre de fibres longitudinales existent au milieu de la substance grise; M. A. Thomas
nous a fait remarquer la constance d'un groupe de fibres situées
dans les parois du canal de l'épendyme.

breuses de Vulpian démontrent à l'évidence. Est-ce à dire
que la substance blanche n'y ait aucune part? Ce n'est pas
l'opinion de Vulpian et sans doute les fibres commissurales viennent-elles puissamment renforcer la voie centrale.
Mais, quant à prétendre que telle ou telle excitation se propage par des groupes de fibres déterminés, cela est tout à
fait impossible. *Il n'est donc pas de lésion fasciculaire pure
qui réalise d'une façon constante la dissociation syringomyélique.*

L'existence d'anesthésie dissociée, en dehors de la syringomyélie, dans certaines altérations médullaires en foyer
(uni ou bilatérales), telles que compressions, méningomyélites, traumatismes localisés, est bien réelle, peut-être même
fréquente; mais son mécanisme n'est pas celui que l'on a
invoqué. *L'abolition ou la conservation du tact dépend ici
de certaines conditions d'acuité et d'évolution de la lésion
spinale; et aussi des qualités de résistance propres aux différentes sensations.* Nous nous bornerons ici à faire appel à
cette notion, que nous développerons plus loin.

CHAPITRE III

PHYSIOLOGIE PATHOLOGIQUE
DE L'ANESTHÉSIE SYRINGOMYÉLIQUE

PRÉAMBULE. — EXPOSÉ DE LA QUESTION.

Lorsque la dissociation de la sensibilité dans la syringomyélie a été connue, on n'a pas eu tout d'abord de peine à
en fournir une interprétation commode, restée classique.

Depuis longtemps Schiff, à la suite d'expériences répétées, était arrivé à conclure que les excitations thermiques
et douloureuses pénétrent, dès leur entrée, dans la substance grise de la moelle, tandis que les excitations tactiles
se propagent par les cordons postérieurs. Dans la lésion et
l'anesthésie dissociée de la syringomyélie, on vit une confirmation éclatante de la théorie de Schiff. L'application
n'en souffrait ici aucune difficulté, la thermo-analgésie
étant l'effet de la destruction des cornes postérieures,
tandis que la conservation du tact s'expliquait par l'intégrité
des cordons postérieurs, vecteurs de cette sensibilité.

Aussi, non seulement la dissociation syringomyélique
trouva là une interprétation en apparence satisfaisante,
mais elle vint elle-même à l'appui de la théorie de Schiff,

et fortifia singulièrement la doctrine des *conducteurs sen-sitifs indépendants*, qui, grâce à elle, reste encore au-jourd'hui en faveur.

Cette conception a-t-elle été ratifiée par le temps? Au cas contraire quelles modifications doit-elle subir? C'est ce qui fera l'objet de ce chapitre.

Il est nécessaire de faire précéder cette discussion de l'exposé rapide du trajet des fibres radiculaires postérieures dans la moelle.

A leur entrée dans la moelle, les fibres des racines pos-térieures s'engagent dans les cordons postérieurs, et là, suivent un trajet variable. Les unes pénètrent aussitôt dans la substance grise des cornes postérieures; les autres se divisent en deux branches : l'une ascendante, l'autre des-cendante.

La branche descendante n'accomplit qu'un court chemin et aboutit rapidement à la substance grise. La branche as-cendante effectue dans les cordons postérieurs un trajet au cours duquel elle émet de nombreuses collatérales; fina-lement elle s'enfonce comme la précédente dans la subs-tance grise. Singer et Münzer ont distingué ces fibres ascendantes en *fibres courtes, fibres moyennes* et *fibres longues*. Ces dernières se terminent dans les noyaux pos-térieurs du bulbe après avoir constitué dans la moelle les faisceaux de Goll.

Directement ou par leurs collatérales les fibres radicu-laires entrent donc en relation sur une assez grande étendue avec l'axe gris. Elles s'arborisent pour la plupart dans la colonne de Clarke et autour des cellules de la corne posté-rieure du même côté; un petit groupe se met en rapport avec les cellules des cornes antérieures (fibres collatérales réflexes); d'autres, relativement peu nombreuses, gagnent le côté opposé après avoir franchi la commissure grise (collatérales croisées). Il n'en est aucune, ainsi que l'a montré M ott, qui passe dans le cordon postérieur du côté opposé (opinion de Oddi et Rossi) ou qui pénètre directement dans un des faisceaux du cordon antérieur ou latéral (opinion de L œ w en thal).

Parmi ces fibres, il est naturellement impossible de décider « a priori » si la diversité de longueur répond à des affectations physiologiques distinctes. La seule conclusion qu'il soit permis de tirer de ces données anatomiques, c'est que, sauf un certain nombre de fibres cantonnées dans le cordon de Goll, les cylindraxes radiculaires se terminent autour des cellules de l'axe gris après un parcours d'une longueur variable.

L'on peut mettre en fait, sans que les données anatomiques, expérimentales ou cliniques s'y opposent, que les impressions douloureuses et thermiques aboutissent à la substance grise après un court trajet dans la moelle. Elles empruntent donc la voie des fibres courtes et moyennes ; à ce sujet il n'y a aucun désaccord.

C'est sur la seconde partie de la proposition de Schiff que la discussion porte tout entière : à savoir *si les impressions tactiles, au lieu de faire relai dans la substance grise, sont transmises directement par les fibres du cordon de Goll jusqu'aux noyaux bulbaires.*

On comprend, s'il en est ainsi, que la destruction localisée de la substance grise doive interrompre *seulement* le passage des excitations thermiques et douloureuses, c'est-à-dire réaliser l'anesthésie dissociée syringomyélique. Aussi un grand intérêt s'attache à démontrer la réalité de cette loi, que physiologistes et cliniciens ont mis une si grande ardeur à défendre.

Méthode physiologique.

1° — En physiologie, la fameuse expérience de Schiff en a été le point de départ. Schiff constata que sur le lapin, après une section presque complète de la moelle dorsale, ne laissant indemnes que les cordons postérieurs, les excitations douloureuses et thermiques portées sur les membres postérieurs ne sont plus perçues ; au contraire une excitation tactile, si légère soit-elle, provoque des mouvements réflexes qui en traduisent la perception.

A cette expérience, Vulpian opposa les plus sévères critiques : « Comment admettre, dit-il (1), que les signes « de sensibilité qui se manifestent sous l'influence d'un « simple contact ne se montrent pas aussi sous l'influence « d'un contact compliqué de pression sur les membres « postérieurs, ou par un pincement de la peau, ou par une « pression violente des orteils ? Il est clair que dans tous « ces cas il y a contact des téguments, et que l'abolition des « autres modes de sensibilité de la peau ne pourrait empê- « cher la sensibilité tactile, si elle survit, de se manifester. » D'ailleurs les mêmes résultats n'ont pas été obtenus par d'autres physiologistes (Brown-Séquard, Vulpian, etc.) qui ont trouvé la sensibilité abolie à la fois dans toutes ses modalités. Il est donc possible, fait remarquer Vulpian, qu'une erreur se soit glissée dans les expériences de Schiff, qu'il n'ait, par exemple, pas divisé entièrement la substance grise et qu'une faible partie soit demeurée en contact avec

(1) VULPIAN. — *Dictionnaire Dechambre*, article « Moelle ».

les cordons postérieurs ; ou bien que ce physiologiste ait regardé trop volontiers les manifestations du pouvoir réflexe comme des preuves de la persistance de la sensibilité tactile ; il y a justement, par le fait de la lésion, une augmentation, parfois considérable, de ce pouvoir réflexe ; et il ne faut pas cependant se hâter d'en déduire à la préservation des impressions de tact. On ne peut donc accepter que sous réserve les résultats de Schiff.

Or ils sont en contradiction formelle avec ceux d'une autre série d'expériences.

2°. — Une autre méthode permet en effet d'aborder la même question et réalise en quelque sorte l'expérience inverse : c'est la destruction isolée des cordons postérieurs. Il est évident que si les fibres longues de ces cordons sont la voie de transmission des excitations tactiles (que celles-ci aient ou non fait relai d'abord dans la substance grise), leur interruption doit abolir la sensibilité de contact dans toutes les parties du corps dont les conducteurs sensitifs aboutissent au-dessous du niveau de la lésion. Or il n'en est rien, et l'expérience, répétée par Brown-Séquard, Vulpian, etc., et complétée par les recherches de Bellinger, Miescher, Voroschilov, Navrozky, Dittmar, Bechterew, etc., n'a jamais démontré que les cordons postérieurs constituent une *voie obligatoire* pour la transmission du tact.

Il est d'ailleurs manifeste que les idées ont évolué à ce sujet.

Van Gehuchten, dans la dernière édition de son *Traité d'anatomie*, s'élève contre l'opinion classique. Il lui paraît *loin d'être établi* que les fibres des cordons postérieurs conduisent les impressions tactiles ; il fait remarquer que les recherches expérimentales (la section des cordons postérieurs, la lésion des noyaux de Goll) ne semblent d'après Bechterew, Ferrier et Turner, Tschermak, amener que des troubles de la sensibilité musculaire, et laissent indemne la sensibilité cutanée. Il rappelle aussi les expériences de Langendorff (1 qui tendent à démontrer que les excitations cutanées les plus légères, ne peuvent plus être transmises dès que la substance grise se trouve mise hors de fonction, et doivent par conséquent y aboutir avant d'arriver aux centres supérieurs.

Brissaud est également de cet avis : « il semble résulter, « dit-il (2), des expériences et des faits cliniques, que les « fibres tactiles situées dans les cordons postérieurs ne « viennent pas directement des racines sans s'être arrêtées « dans la substance grise ».—A ce compte, la seule différence entre les fibres tactiles, douloureuses, et thermiques, dans la première partie de leur trajet, serait que : « les fibres tac-

(1) LANGENDORFF, — *Arch. für psychiatrie*, 1898, p. 401. Zur Kenntniss der sensiblen Leitungsbahnen im Rückenmark.

Cet auteur, dans une première série d'expériences, se basa sur le fait, démontré antérieurement (Grützner et Heidenhain), que les excitations cutanées, même légères, élèvent fortement la pression sanguine, chez des lapins curarisés. Il mesura, dans ces conditions la tension artérielle de ces animaux, après avoir, par la ligature de l'aorte abdominale, supprimé le rôle fonctionnel de l'axe gris, et vit qu'ainsi, l'excitation cutanée des membres inférieurs n'augmente plus la pression sanguine.

Une deuxième série de recherches est conçue sur le même plan. Seulement, au lieu de s'en rapporter aux variations de la pression sanguine, l'auteur met à profit la propriété que possède la strychnine de créer chez l'animal un état tel, qu'une excitation minime éveille des crises de contractures généralisées. — Après anémie de la substance grise, les irritations de la peau ne produisent plus de contractures.

Les résultats sont donc concordants. Quant à la valeur et à la portée de la méthode, nous laissons aux physiologistes le soin de les juger.

(2) BRISSAUD. — Leçons sur les maladies nerveuses, tome I, p. 269.

« files remontent dans les cordons postérieurs sur une cer-
« taine longueur, tandis que les fibres conductrices des
« sensibilités douloureuse et thermique s'y enfoncent dès
« leur entrée dans la moelle » (Brissaud, *ibid.*).

Il est impossible, si l'on accepte ces faits, de se soustraire
à cette conclusion, que les lésions limitées de la substance
grise peuvent, *à elles seules*, dans de certaines conditions,
déterminer une anesthésie totale.

Méthode anatomo-clinique.

Si l'on peut, jusqu'à un certain point, récuser la physiologie expérimentale, en raison de la difficulté de se ren-
seigner sur la sensibilité tactile chez les animaux, et des
imperfections inévitables de l'expérimentation, la méthode
anatomo-clinique offre au contraire des garanties qui défient
la critique : la nature crée parfois des lésions assez localisées pour être préférées à l'expérience la plus délicate, et,
lorsqu'on cherche à généraliser, on n'est pas obligé aux
mêmes réserves que nous impose l'application à l'homme
des résultats obtenus chez les animaux.

La clinique peut réaliser les deux termes d'une expérience complète à notre point de vue : 1° *destruction isolée
des cordons postérieurs*; 2° *destruction isolée de la substance grise.*

1° — La destruction isolée des cordons postérieurs est
réalisée surtout par le tabes. L'atrophie des fibres longues
du faisceau de Goll y est en particulier très marquée.
L'on admet généralement que ces fibres transmettent le
sens musculaire; et l'étude du tabes vient à l'appui de cette
opinion.

Elle ne confirme au contraire nullement que ces fibres
aient aussi le rôle de conducteurs tactiles. Les altérations
du tact ne sont pas comparables à celles du sens musculaire. On ne peut pas poser en règle que l'anesthésie tactile
soit plus marquée que les autres modes d'anesthésie cutanée et la dissociation syringomyélique peut même s'y rencontrer (Parmentier (1), Riche et De Gothard) (2).

Dans la maladie de Friedreich, bien que les faisceaux postérieurs soient dégénérés, la sensibilité est peu atteinte. On
ne voit donc pas se justifier ici l'hypothèse de Schiff.

2° — Il n'est aucune mutilation expérimentale qui puisse,
comme la syringomyélie, détruire la substance grise sans
presque toucher aux faisceaux blancs.

Pour que la théorie de Schiff fût entièrement vérifiée
il faudrait que la dissociation soit toujours parfaite, lorsque
la lésion ne dépasse pas ses limites habituelles. Nous avons
vu qu'il n'en était rien, et que les troubles de la sensibilité
tactile sont presque de règle dans l'évolution de la maladie.
Or, il s'en faut que l'anesthésie tactile puisse toujours être
mise sur le compte de l'envahissement ou de la compression des cordons postérieurs par la gliomatose. M. le professeur Raymond (3) reconnaît « qu'il n'existe pas entre
« l'abolition de la sensibilité tactile, et la lésion des cordons
« postérieurs, un rapport aussi constant qu'on pourrait être
« enclin à le croire ».

On ne pourrait d'ailleurs soutenir sans invraisemblance

(1) PARMENTIER. — Nouvelle Iconogr. de la Salpêtrière, 1890.

(2) RICHE et DE GOTHARD. — Nouvelle Iconogr. de la Salpêtrière,
1899.

(3) RAYMOND. — Leçons de clinique sur les maladies nerveuses,
t. 1, 1897 p. 510.

que l'hypoesthésie tactile de la syringomyélie est due à l'extension des lésions vers les cordons postérieurs. En effet, lorsque le tact est altéré dans cette affection, il l'est généralement dans les mêmes régions et avec les mêmes limites que les autres sensibilités. L'anesthésie tactile est donc aussi une anesthésie *limitée*. Or, il est manifeste que l'interruption d'une voie fasciculaire longue, donnerait lieu au contraire à une anesthésie *étendue à toutes les parties du corps sous-jacentes à la lésion*. Cet argument est selon nous suffisant pour démontrer que le mécanisme de l'anesthésie tactile dans la syringomyélie n'est pas celui qu'on invoque habituellement.

Puisque cette anesthésie fait partie, ainsi que nous l'avons vu, de la marche régulière de la maladie; puisque sa localisation, parallèle à celle des autres anesthésies, est contraire à l'idée d'une lésion fasciculaire, c'est qu'elle n'est nullement en rapport avec une complication fortuite. C'est donc qu'elle résulte bien du développement de la lésion centrale.

Nous trouvons cette idée exprimée par M. le professeur Brissaud en ces termes (1): « Pour que la dissociation soit « franchement syringomyélique, il faut que la gliose n'ait « pas une grande étendue en hauteur. Si la cavité gliomateuse occupe un segment important de la substance grise, « elle doit intéresser les fibres de la sensibilité tactile, « venues de plus bas et qui ont fait étape dans la substance « grise de la corne postérieure. »

Ainsi, l'étude de la syringomyélie montre que l'altération du tact ne peut y être imputée à l'extension de la gliose vers les cordons postérieurs, mais qu'elle résulte de l'envahisse-

(1) Brissaud. — T. I, p. 271.

HAUSER   4

ment de la substance grise. Loin de confirmer la théorie
de Schiff, on reconnaît lorsqu'on analyse attentivement ses
manifestations qu'elle *va directement à l'encontre*.

CONCLUSION

La discussion qui précède, me semble imposer de la
conduction du tact, une idée différente de celle proposée
par Schiff. Les excitations tactiles comme les excitations cutanées d'autre nature doivent aboutir d'abord
à la substance grise. De là, elles se propagent, soit par la
substance grise elle-même, soit par les fibres commissurales qui en relient les différents étages en passant par les
cordons latéraux et les cordons postérieurs.

*Il est donc impossible d'établir une distinction à cet
égard entre les diverses impressions cutanées, et d'expliquer la dissociation de la sensibilité tactile par une dissociation dans le trajet de ses conducteurs.*

CHAPITRE IV

PHYSIOLOGIE PATHOLOGIQUE DE LA DISSO-
CIATION SYRINGOMYÉLIQUE (suite)

Nous n'avons jusqu'ici cherché à expliquer que la dissociation du tact. Or, entre l'état des sensibilités douloureuse
et thermique il existe souvent, nous l'avons vu, une dissociation remarquable ; bien plus non seulement la thermo-
anesthésie peut exister seule, mais elle peut elle-même être
dissociée.

Pour comprendre ces particularités, on ne peut
invoquer un trajet différent des voies parcourues par la
douleur, le chaud ou le froid (1). Même à un point de vue

(1) Analysant trois cas de tumeur de la moelle, Turner et Mac
Intosh (Brain, 1896, p. 301) font les mêmes remarques. Dans l'une
de ces observations, le malade présenta jusqu'à sa mort une thermo-
anesthésie complète de la moitié supérieure du corps (jusqu'à
l'ombilic), tandis que les autres sensibilités étaient conservées.
L'évolution se fit en deux ans. A l'autopsie il y avait une néoformation cavitaire très étendue en hauteur, et qui occupait la commissure grise, la substance grise intermédiaire, les cornes postérieures et les deux tiers antérieurs des cordons postérieurs, surtout
dans leur partie externe.

Dans la seconde observation, les altérations de la sensibilité se
localisaient dans la moitié supérieure du corps et atteignirent
successivement la sensibilité thermique, la douleur, et le tact. La
mort survint au bout d'un an. La lésion était un neurogliome

théorique, il serait impossible de concilier cette hypothèse avec les modalités si variées de l'anesthésie, et quelque disposition que l'on prête aux fibres thermiques ou douloureuses, on sera toujours démenti par un certain nombre de faits.

Ce n'est donc pas dans l'indépendance des voies de la sensibilité que peut résider la véritable cause des anesthésies dissociées. A supposer qu'elle fût établie, cette disposition anatomique ne saurait donner une explication satisfaisante des faits. Mais hâtons-nous de dire qu'elle est au contraire bien improbable, et que tout donne à penser que dans la moelle les excitations cutanées (tactiles, douloureuses et thermiques) ont les mêmes voies de transmission.

Il faut donc abandonner toute interprétation basée sur l'indépendance des voies de la sensibilité et porter franchement la question sur un autre terrain.

---

devenu cavitaire à la partie supérieure de la moelle et occupant principalement les cordons postérieurs et les cornes postérieures.

« Ces faits, disent à ce propos Turner et Mac Intosh, n'indiquent pas nécessairement l'existence de faisceaux séparés dans la moelle, pour la conduction des différentes formes de sensibilité cutanée. Comme l'ordre dans lequel elles disparaissent semble être constant, il est difficile de penser que la lésion puisse interrompre invariablement à son début les faisceaux dévolus à la sensibilité thermique, et plus tard, ceux de la douleur et du tact.

On peut au contraire les expliquer par l'hypothèse que, plus une forme de sensibilité est fondamentale, plus étendus sont ses moyens de conduction dans la moelle. Ainsi, au début quand la lésion est petite, seul le sens thermique est touché, tandis que, plus tard, à mesure que la destruction s'étend, des formes de sensation moins organisées sont prises ; et réciproquement, après une lésion spinale qui a, dès son début, aboli toutes espèces de sensibilité, le sens du tact est celui qui revient en premier ». Cette hypothèse n'est pas la seule, ni la plus vraisemblable qu'on puisse faire, ainsi que nous le verrons plus loin.

Hypothèse de Roth.

Voici l'une des hypothèses que l'on peut envisager :

Si la propagation des diverses excitations cutanées se fait selon le même mode et suivant les mêmes voies, en revanche les fibres conductrices sont différenciées et manifestent vis-à-vis la lésion syringomyélique une vulnérabilité variable. En d'autres termes, chaque excitation aurait ses conducteurs spécifiques, qui subissent à un degré différent les effets de la lésion. Roth (1) a le premier discuté cette hypothèse. On peut, selon lui, admettre qu'un mode d'altération pathologique agit *d'une certaine manière* sur la nutrition des nerfs sensitifs. « Certaines altérations de « nutrition (dégénérescence hyaline) agissent seulement « sur les éléments qui servent de conducteurs aux impres- « sions thermiques... On peut appliquer le même raison- « nement à l'explication de l'analgésie, mais nous devons « admettre l'existence d'une altération d'un *autre genre* « (hyperplasie de la névroglie) ». Bref, chaque variété d'alté- ration (dégénérescence hyaline, hyperplasie de la névroglie) retentit sur une certaine catégorie de fibres : selon la pré- dominance de l'une ou l'autre, les troubles de la sensibilité revêtent, dans chaque cas, un caractère particulier.

Il faut remarquer que la spécificité des conducteurs sen- sitifs, qui fait le fond même de cette théorie (comme d'ail- leurs de celle de Schiff), n'est nullement démontrée. C'est en vain que, soit à la périphérie, soit au niveau des centres on a cherché à l'étayer sur quelque caractère précis (2). Le

---

(1) Roth. — *Loc. cit.*

(2) « On ne trouve, dit Bechterew, aucun appareil terminal qui, « dans l'état actuel de la science, puisse être regardé comme spécia-

principal argument qu'elle ait à son actif est précisément
l'existence d'anesthésies dissociées dans les lésions périphériques et centrales ; comme, pour expliquer la dissociation
des anesthésies on fait justement état de la spécificité des
conducteurs, il y a là une pétition de principes sur laquelle
nous n'avons pas besoin d'insister. — Quant à faire de l'indépendance des conducteurs le *corollaire obligé* de la spécificité des sensations, c'est, on en conviendra, aller plus loin
qu'il n'est permis dans la voie du raisonnement.

Enfin, la doctrine des conducteurs spécifiques ne simplifie
en rien la conception de l'anesthésie syringomyélique,
puisqu'il faut faire intervenir *en plus* une affinité purement
hypothétique de la lésion pour tels ou tels d'entre eux. Elle
est donc par elle-même, encore insuffisante.

Roth d'ailleurs ne paraît pas y tenir beaucoup, et il se
rend compte qu'elle est au moins inutile en l'espèce. On
pourrait de même supposer, dit-il, « que si des conducteurs
« spécifiques isolés n'existent pas, un agent nocif déterminé
« diminue ou suspend seulement dans les voies sensitives la
« faculté de conduire les impressions thermiques... si les
« conducteurs tactiles isolés n'existent pas, ce serait *la
« conductibilité* des impressions tactiles par les voies sen-
« sitives qui s'y *interrompt plus difficilement* par diverses

---

« lement affecté à une forme de sensibilité... Il en résulte que, de
« même que les cellules, les fibres nerveuses ne conduisent pas des
« impressions de nature déterminée pour chacune d'entre elles.
« ... Si nous considérons maintenant les conducteurs de la sensibi-
« lité au niveau de la moelle, nous voyons que des différences sem-
« blables s'opposent à la doctrine des conducteurs spécifiques, doc-
« trine qui, réprouvée actuellement par un grand nombre de
« physiologistes, cherche à se réfugier dans les cavités de la syrin-
« gomyélie ». (Bechterew, *Les voies de conduction du cerveau et de
la moelle.*)

« influences nocives que la conductibilité des impressions
« douloureuses et thermiques ».

Sous ces termes un peu vagues, se cache, nous all⸱⸱⸱ le
voir, un fond de vérité.

Etude comparative des différentes excitations cuta-
nées au point de vue de leur propagation.

Si l'on ne peut invoquer une électivité de la lésion pour
certaines catégories de fibres *spécifiquement distinctes*, il ne
reste plus guère à incriminer que la *fonction* elle-même.
Dans la nature et les propriétés essentielles de la sensation,
peut-on trouver la cause des caractères de l'anesthésie
syringomyélique ?

A vrai dire, il est impossible de connaitre la nature des
sensations cutanées, et par conséquent de s'entendre sur
leur individualité. Toutefois, si la douleur peut être le
résultat d'excitations excessives de diverse nature, en
revanche, la démarcation parait plus profonde entre le tact
et la température. Il semble bien qu'il y ait entre ces deux
sensations autre chose, — et plus — qu'une différence de
degré, et que l'on ne puisse dire pour elles que « les di-
« verses impressions dites sensitives sont créées par des
« excitations plus ou moins intenses agissant à la péri-
« phérie » (Long) (1).

A cet égard nous nous rallions plutôt aux idées de
Vulpian : « On peut concevoir, dit ce physiologiste,
« que la modification qui a lieu d'un bout à l'autre d'une

---

(1) LONG. — *Thèse*, Paris 1899. Les voies centrales de la sensibilité
générale.

« fibre nerveuse sensitive, sous l'influence d'une excitation
« périphérique, *est différente dans quelques-uns de ses*
« *caractères,* suivant que cette excitation consiste en un
« simple contact, ou un frottement, ou une piqûre, ou un
« échauffement de la surface cutanée (1) ».

Nous ne sommes, aujourd'hui, guère plus avancés ; toutefois, sans être initié à la nature intime des excitations
périphériques, on doit, selon nous, reconnaître que sous le
rapport de la transmission, elles présentent des propriétés
bien spéciales à chacune d'elles.

Et de ce point, la *physiologie* et la *clinique* vont nous
fournir la preuve.

1°. — La sensation tactile est, de toutes, la mieux développée ; on localise mieux, on perçoit plus rapidement un
contact qu'une douleur ou une modification thermique (2).

Entre les sensations de douleur et de température il existe
une démarcation moins nette, mais analogue. C'est la perception thermique qui retarde le plus et qui est le moins
exactement localisée.

La sensation de chaleur et celle de froid pourraient
elles-mêmes être dissociées à ce point de vue, la première
paraissant la plus fragile.

2°. — Or, chose curieuse, ces mêmes particularités se re-
trouvent — et s'exagèrent — à l'état pathologique. C'est

---

(1) Selon l'hypothèse de Mac Donnel (acceptée par Vulpian),
« le même tube nerveux partant de la peau pourrait, dans les
« conditions normales, transmettre aux centres nerveux, les ondes
« qui produisent l'idée d'un simple contact ou celles qui produisent
« l'idée de chaleur ».

(2) La sensation tactile est considérée au point de vue bi logique
comme la sensation *fondamentale*.

le sens thermique qui se montre alors le plus précaire ;
c'est la sensibilité tactile qui offre au contraire le plus de
résistance. Et cette remarque nous est suggérée non seulement par l'étude de l'anesthésie syringomyélique, mais
par celle de *toutes les anesthésies dissociées*. Il nous suffira
pour faire partager notre conviction, de [montrer que,
quelles que soient les circonstances où elles apparaissent,
elles affectent constamment le même type. Et ces circonstances sont éminemment variées comme on va pouvoir en
juger :

a) *Maladies cutanées.* — Dans l'eczéma, le psoriasis, le
lichen, les éruptions artificielles, on peut observer un degré
prononcé de thermo-anesthésie, les perceptions douloureuses et tactiles restant normales (Rendu) (1); au niveau
des macules de la lèpre les troubles sensitifs affectent le
type de la dissociation syringomyélique parfaite ou imparfaite
(Jeanselme) (2).

b) *Lésions des nerfs périphériques.* — Les exemples de
dissociation syringomyélique par *compression* ou *section
des nerfs* ne sont pas rares. J.-B. Charcot (3) en a rapporté un cas fort intéressant; l'anesthésie siégeait dans le
territoire du cubital qui était comprimé par une cicatrice
scléreuse consécutive à une ancienne luxation du coude.
L'incision de la cicatrice suffit d'ailleurs à assurer le retour
complet de la sensibilité en trois jours. A ce propos l'auteur
rappelle que ce type d'anesthésie a été constaté maintes
fois dans la section ou la compression des nerfs (cas de
Létiévant, W. Mitchell, Richet, Blum, etc.). Il fait

---

(1) RENDU. — *Thèse d'agrégat.*, 1875.
(2) JEANSELME. — *Sem. médic.*, 1897, p. 229.
(3) J.-B. CHARCOT. — *Soc. de Biol.*, 1892.

remarquer encore que lorsqu'on pratique la suture nerveuse, c'est le sens du toucher qui se rétablit en premier. Cavazzani et Manca (1) ont trouvé aussi cette dissociation après la section traumatique du radial.

Les *névrites* offrent souvent la même particularité. Babinsky (2) qui a étudié cette question cite le fait de Berger (paralysie des péroniers consécutive à un refroidissement), et un fait personnel analogue.

La dissociation syringomyélique est signalée dans les névrites alcooliques par Korsakoff (3) ; étudiée dans les névrites diabétiques par Vergely (4).

Mais c'est surtout dans la névrite lépreuse qu'elle se rencontre en quelque sorte avec banalité (observations de Jacoby (5), Chauffard (6), Thibierge (7), Babinsky, etc.).

c) *Affections médullaires.* — Les compressions, le mal de Pott, la syphilis médullaire, les sections traumatiques, s'accompagnent fréquemment, nous l'avons vu déjà, d'anesthésie syringomyélique. Pour les lésions traumatiques, Head (8) fait remarquer, d'après ses recherches, que l'altération tactile y est moins profonde que celle des autres sensibilités.

La dissociation syringomyélique n'est pas rare non plus dans la myélite transverse (Stee et land Williamson, Minor),

---

(1) Cavazzani et Manca. — *Riform. méd.*, 1895 (*Rec. Neurol.*, 1895, p. 534).

(2) Babinsky. — *Soc. méd. des hôpit.*, 1892, p. 745.

(3) Korsakoff. — Cité par Roth. *Arch. de Neurol.*, n° 48.

(4) Vergely. — *Gazette hebd. de méd. et de chirurg.*, 1893.

(5) Jacoby. — *Journ. of nervous and mental diseases*, 1888.

(6) Chauffard. — *Soc. méd. des hôpit.*, 1892.

(7) Thibierge. — *Gaz. Hebdom.*, 1891.

(8) Head. — *Brain*, 1893.

ni dans les myélites aiguës, traumatiques ou infectieuses
(Brissaud). Elle a été enfin rencontrée dans le tabes (Parmentier (1), Riche et De Gothard) (2), dans la sclérose
en plaques (Freund) (3), etc.

Il est vraisemblable que si la sensibilité thermique était
d'une façon générale moins négligée, on la trouverait plus
souvent en déficit.

Ce qui, à notre sens, est plus caractéristique encore,
c'est son apparition, d'une manière en quelque sorte normale et régulière, dans l'évolution des anesthésies médullaires. Elle peut survenir temporairement au début des myélites et des compressions, puis après une durée transitoire,
faire place à l'anesthésie totale (Dejerine) (4). D'autre part
il est *de règle* dans l'évolution des anesthésies organiques,
par lésions centrales ou périphériques, que la sensibilité
tactile réapparaisse avant les sensibilités thermique et douloureuse, au cours du processus de guérison (Turner et
Mac Intosh, Brissaud).

d) *Lésions cérébrales.* — Dans certains cas d'hémiplégie
d'origine cérébrale, il peut exister, d'après Chatin (5), un
phénomène de dissociation de la sensibilité tel que, comparativement au froid, le chaud est mal perçu, ou perçu avec
un retard considérable, et parfois pris pour une sensation
de froid.

e) *Intoxications généralisées.* — La dissociation syrin-

---

(1) PARMESTIER. — *Nouvelle Iconographie de la Salpêtrière*, 1890.

(2) RICHE et DE GOTHARD. — Id., 1899.

(3) FREUND. — *Arch. f. psychiatrie*, 1891; t. XXII.

(4) DEJERINE. — Séméiologie du système nerveux, p. 965. In *Traité
de pathologie générale de M. le professeur Bouchard.*

(5) CHATIN. — *Archives générales de médecine*, janvier 1901.

gomyélique a été notée par Lancereaux dans l'intoxication
alcoolique, par Crocq dans l'intoxication mercurielle.

Cette énumération n'a pas pour but de démontrer la banalité de ce type d'anesthésie. M. le professeur Grasset (1) l'a
bien mise en lumière et elle est aujourd'hui acceptée de
tous. Nous désirons seulement appeler l'attention sur la
diversité des circonstances où elle se montre, et sur les
caractères communs à toutes les anesthésies dissociées, en
dépit des quelques divergences de détail dont la raison
nous échappe.

Il est extrêmement remarquable en effet que des lésions
aussi disparates, et localisées dans tous les segments des voies
sensitives (cerveau, moelle, nerfs, peau) retentissent avec la
même prédilection, *d'abord* sur la sensibilité thermique,
puis sur la sensibilité douloureuse, et laissent plus ou moins
indemne la sensibilité tactile. La théorie des conducteurs
spécifiques ne suffit pas à expliquer ce phénomène, surtout
si l'on réfléchit à la nature brutale et massive de certaines
des lésions en jeu (névrites, compression, section des nerfs,
etc.).

Du rapprochement de ces faits, il n'est permis de tirer
qu'une conclusion : c'est que les diverses excitations cutanées ne possèdent pas la même puissance de propagation et
que, lorsque les conducteurs viennent à être lésés, quel que
soit le niveau de l'altération, la transmission des impressions est moins gravement compromise pour certaines

(1) GRASSET. — *Montpellier médical*, août 1889. — *Leçons de clinique médicale*, 1891, 1re série.

d'entre elles (tact) que pour d'autres. En un mot, ce qui est plus ou moins vulnérable, ce n'est pas la *fibre*, mais bien la *fonction*.

Il y a là une propriété de la sensation qui nous paraît se dégager nettement de l'étude d'ensemble des anesthésies dissociées, et dont nous devons essayer l'application à la syringomyélie.

L'étude clinique des modalités de l'anesthésie syringomyélique nous a montré que la conservation du tact n'est habituellement que relative, et qu'en tous cas, à une période d'évolution plus avancée, la dissociation tend à disparaître. D'autre part l'hypoesthésie douloureuse est très souvent moindre comme étendue et comme intensité que l'hypoesthésie thermique. Cette particularité s'est rencontrée dans presque tous nos cas personnels ; elle pourrait être beaucoup mieux mise en relief, croyons-nous, si l'on faisait agir ces excitations de façon plus adéquates (1) ; quoiqu'il en soit, à la lecture des observations, elle semble être de règle générale. Enfin lorsqu'il existe une dissociation entre le chaud et le froid, c'est la première de ces sensations qui se montre presque toujours la plus altérée. — C'est, en somme, une marche qui est bien en rapport avec l'idée qu'on peut se faire de la résistance comparée des diverses excitations cutanées

(1) L'étude comparée des anesthésies thermique et douloureuse dans la syringomyélie, demande à être reprise en se plaçant dans de meilleures conditions, par exemple en utilisant pour la recherche de la sensibilité douloureuse des *sommations très rapides* d'excitations, telles qu'on peut les obtenir au moyen de l'esthésiomètre vibrateur de M. Egger. Les excitations de cette nature sont plus comparables aux applications de corps chauds ou froids, que celles qui résultent d'une brève piqûre.

L'évolution lente de la maladie est bien propre à mettre
en relief les caractères individuels de chaque sensation : à
mesure que la lésion s'étend, la résistance augmente et fait
obstacle au passage de sensations de plus en plus élevées ;
finalement, arrivée à son dernier terme, elle réalise l'anesthésie totale.

On pourrait nous présenter ici une objection, ainsi for-
mulée : comment se peut-il faire, lorsque les sensibilités douloureuse et thermique sont abolies, c'est-à-dire
lorsque les moyens de conduction pour ces sensations
sont entièrement interrompus, que la sensibilité tactile
(*qui possède les mêmes moyens de conduction* puisse persister ? A cette objection, la réponse est facile. Il n'est
pas démontré que les anesthésies douloureuse et thermique puissent, dans la syringomyélie, être *absolues* ; ou
tout au moins, pour l'affirmer, les moyens d'exploration
couramment employés sont insuffisants. Qu'une piqûre
intense, ou l'application passagère d'un corps brûlant, ne
soient pas perçues, cela est évidemment la preuve d'une
anesthésie profonde, mais non pas d'une anesthésie absolue. En effet, si l'on prolonge l'excitation bien au-delà des
limites habituelles, l'impression de douleur ou de chaleur
finira le plus souvent par être perçue. Au moyen de sommations rapides, d'excitations douloureuses, M. Egger a
vu chez des syringomyéliques, réapparaître la sensation de
douleur dans la majeure partie des territoires insensibles
aux excitations habituelles.

Si l'on songe aux destructions profondes que l'on constate
à l'examen histologique, il est assez surprenant que, même
dans cette faible mesure, l'excitation puisse encore trouver
un chemin. Mais il est probable que nos méthodes de
technique ne nous montrent pas la nature véritable des alté-

rations, et que nous sommes portés à juger les lésions plus destructives qu'elles ne sont en réalité.

En résumé, soit que la destruction des fibres reste longtemps incomplète, soit qu'il subsiste parmi les fibres altérées, un petit nombre de fibres saines, la transmission reste longtemps possible pour certaines excitations particulièrement résistantes, alors qu'elle a depuis longtemps cessé pour les autres modes d'excitation.

CONCLUSION.

On voit que, si l'anesthésie dissociée s'explique par les considérations physiologiques que nous avons exposées plus haut, il n'en est pas moins vrai qu'elle ne peut se développer qu'à raison de certaines *particularités d'évolution* des lésions.

Des deux facteurs qui sont en jeu ici, le premier — qui réside dans les propriétés de la sensation — est fixe, immuable. C'est le second, le seul variable, qui constitue la cause efficiente de l'anesthésie dissociée.

Dans un chapitre précédent, nous avons déjà fait remarquer que des lésions de même siège et de même ordre, (compressions, traumatismes, etc.), peuvent, selon leur degré d'acuité ou d'étendue, engendrer soit une anesthésie totale, soit une anesthésie dissociée.

Si la syringomyélie est la cause par excellence de l'anesthésie dissociée, c'est qu'elle réalise, en fin de compte, au degré le plus parfait, les lentes altérations susceptibles de mettre en relief les différences fondamentales qui séparent les sensations.

CONCLUSIONS

Essayons de récapituler les résultats partiels auxquels nous a conduit, chemin faisant, notre discussion.

I. — *L'anatomie* et la *physiologie* enseignent que :

1o *Les excitations sensitives cutanées, conduites à la moelle par les racines postérieures, aboutissent* **toutes** *à la substance grise.*

Il n'y a pas lieu de faire à ce point de vue de distinction entre les sensibilités thermique et douloureuse, et la sensibilité tactile. Nous y avons suffisamment insisté.

2o *Rien ne démontre qu'après cette première étape, elles continuent leur trajet dans les fibres d'un deutoneurone sensitif.*

Les hypothèses que l'on a émises à ce sujet ne sont pas vérifiées par les faits. Ni les faisceaux longs ascendants des cordons latéraux (faisceau de Gowers, faisceau cérébelleux direct), ni le faisceau de Goll, ne paraissent jouer un rôle exclusif à l'égard de la transmission de la sensibilité en général, ou de quelqu'une de ses modalités en particulier.

3o *L'entrecroisement des voies de la sensibilité en général, ou seulement des voies affectées au passage des exci-*

lations thermiques et douloureuses n'est nullement établi au point de vue physiologique.

Trop de données contradictoires résultent de l'expérimentation, pour qu'on puisse avancer rien de positif à ce sujet, même en limitant ses conclusions à la physiologie humaine. L'interprétation du phénomène de Brown-Séquard doit être actuellement réservée.

4° *La conduction de la sensibilité dans la moelle est assurée par la substance grise et les fibres commissurales qui en relient les différents étages.*

On doit admettre que la substance grise, non seulement prend part à la conduction centripète, mais encore en est le *facteur principal.* Il faut d'ailleurs entendre ici la substance grise dans son ensemble, et non dans l'une ou l'autre de ses portions.

Il est probable qu'à l'état normal les fibres commissurales ont un *rôle auxiliaire* considérable, mais la sensibilité peut passer, tant que l'axe gris reste lui-même intact.

5° *La transmission médullaire des principales modalités d'excitations cutanées, se fait par des voies analogues.*

Les caractères que nous venons de relever leur sont en effet communs. Toutes doivent aboutir d'abord à la substance grise ; toutes se propagent par cette substance et les fibres commissurales. Rien n'indique une indépendance anatomique en quelque point de leur trajet.

6° *Ni à la périphérie, ni au niveau de la moelle, l'hypothèse de conducteurs spécifiques pour les principaux modes de sensibilité cutanée n'est imposée par les faits pathologiques.*

En effet, les anesthésies dissociées, loin d'impliquer pareille spécificité, ne sauraient en tirer le bénéfice d'une explication plus commode. Bien au contraire, cette hypothèse ne pourrait s'y appliquer qu'à la condition d'admettre, — supposition invraisemblable, — que les lésions les plus disparates, parfois les plus grossières, peuvent n'agir que sur certaines de ces fibres isolément et toujours, dans ce cas, sur les mêmes (fibres thermiques, fibres douloureuses).

II. — De ces données anatomo-physiologiques découlent les conclusions suivantes :

A. — *Conclusions cliniques.*

1° En étudiant dans leur ensemble le degré et la marche des principaux modes d'altérations de la sensibilité chez les syringomyéliques, on peut poser *en règle* que la sensibilité thermique est la plus atteinte (que la thermo-anesthésie soit plus précoce, plus profonde, ou plus étendue). La sensibilité à la douleur est généralement un peu moins prise. Quant au sens du toucher, d'abord atteint d'une façon inconstante, et en tous cas légère, il s'affaiblit plus tard à un degré comparable, parfois, à celui des autres anesthésies.

Selon le malade examiné, selon les territoires cutanés explorés ; ou mieux, selon la période d'évolution, l'anesthésie peut se présenter sous l'une des formes suivantes : Thermo-anesthésie isolée ; thermo-analgésie pure ; anesthésie totale.

Cette dernière forme est la plus habituellement observée, probablement parce qu'elle est la plus durable. C'est la dissociation *syringomyélique* par *excellence.*

2° On a voulu pendant longtemps voir dans ce type d'anesthésie un caractère propre à la syringomyélie, ou tout au moins aux lésions localisées de la substance grise. Il n'en est rien ; et il peut aussi résulter de lésions médullaires plus diffuses (voir chapitre II). Bien plus, d'une façon générale, les altérations d'un *segment quelconque des voies de la sensibilité* peuvent donner lieu à des anesthésies dissociées suivant un mode analogue, avec prédominance, en tous cas, de la thermo-anesthésie (voir chap. IV). Si, pratiquement, ce syndrome garde toujours une grande valeur diagnostique, on ne peut donc en faire le caractère propre des lésions localisées de la substance grise.

B. — *Conclusions pathogéniques.*

1º Dans la syringomyélie, on ne peut légitimement attribuer la dissociation à une disposition spéciale qui aurait pour effet de mettre à l'abri de la lésion les conducteurs du tact. Cette interprétation *anatomique*, en opposition d'ailleurs avec les données de la physiologie, n'a pas même le mérite d'expliquer d'une façon satisfaisante les particularités d'évolution clinique que nous avons étudiées (thermo anesthésie isolée, anesthésie totale). Elle a aussi contre elle notamment, le fait que l'hypoesthésie tactile de la syringomyélie *a la même topographie limitée que la thermo-analgésie.*

2º Dans les lésions médullaires telles que compressions, méningomyélites, sections traumatiques, etc., la dissociation syringomyélique ne peut être attribuée à l'interruption dans les cordons latéraux de fibres douloureuses et thermiques croisées. Les faits apportés à l'appui de cette opinion ne permettent pas de mettre hors de cause le rôle de la substance grise.

Pour leur interprétation le rapprochement s'impose avec le syndrome de Brown-Séquard : dans l'hémisection aussi l'anesthésie est *étendue et croisée*; elle peut même être *dissociée*.

Mais dans les deux cas la dissociation est un caractère secondaire et qui dépend, non point du siège, mais de l'acuité et de la nature des lésions.

3° Pour comprendre le mécanisme de la dissociation syringomyélique, en *général*, il faut abandonner toute explication basée sur le trajet et la spécificité des conducteurs de la sensibilité.

On le conçoit au contraire aisément, si l'on admet, entre les diverses excitations périphériques, des différences de transmission de telle nature qu'elles *résistent plus ou moins bien* aux causes destructives qui atteignent leurs conducteurs. Cette propriété, de portée générale, explique la banalité et « l'universalité » de ce type d'anesthésie dans des lésions si différentes. Elle permet d'y retrouver la manifestation d'une **loi générale**.

4° Mais un autre élément entre en ligne, qui n'a pas une moindre importance : c'est la *nature même du processus*. Comme elle est, dans la pathogénie des anesthésies, le seul élément *variable*, elle est aussi la véritable *cause déterminante* des anesthésies dissociées. Les conditions où celles-ci se développent sont celles que réalisent surtout les altérations incomplètes, lentement évolutives, d'ordre irritatif en même temps que destructif.

5° Les altérations lentes, progressives, et limitées de la syringomyélie sont au plus haut point favorables à la production de ce syndrome. Pour concevoir ici son mécanisme il n'est pas besoin d'autres données que ces conclusions physiologiques et anatomiques.

DEUXIÈME PARTIE

TOPOGRAPHIE DE L'ANESTHÉSIE SYRINGOMYÉLIQUE

ÉTUDE CLINIQUE

Pour faire l'étude complète des troubles de la sensibilité cutanée, il est nécessaire d'en relever exactement la topographie.

On s'est, depuis quelques années surtout, bien pénétré de l'intérêt de ces recherches, et l'on a reconnu que bien souvent la délimitation exacte du siège et des limites d'une anesthésie peut fournir des notions précieuses pour le diagnostic. A l'analyse en quelque sorte *qualitative* du déficit sensitif (degré de l'anesthésie), il est indispensable de joindre ce que l'on pourrait appeler, par opposition, sa recherche *quantitative* (délimitation du siège, de l'étendue); et, pour la syringomyélie en particulier, ce genre d'examen est d'une importance capitale.

Remarques sur l'examen topographique de la sensibilité.

A ce point de vue l'étude de la sensibilité offre des difficultés que l'on doit bien connaître. Elle nécessite une exploration longue et minutieuse, car il faut non seulement délimiter les confins de la région atteinte, mais aussi noter soigneusement les différences de degré qui parfois, dans cette région, permettent de reconnaître des zones inégalement touchées.

Il arrive en effet que la région anesthésique n'ait pas été prise d'un bloc, mais se soit constituée peu à peu par la juxtaposition et la fusion de zones successivement envahies. Dans ce cas une analyse minutieuse permet souvent d'y retrouver les segments constitutifs et d'en retracer la marche.

L'exploration doit être faite dans certaines conditions qui en garantissent dans une certaine mesure la valeur. Comme l'examen de la sensibilité exige de la part du malade une attention soutenue, qui est bientôt pour lui une cause de véritable fatigue, il ne saurait être prolongé au delà de quelques minutes (1/4 d'heure au maximum) au risque d'obtenir des résultats incertains. L'on ne pourra par conséquent en une séance pratiquer qu'un examen partiel. A mesure, on notera les points de repère sur un schéma, et des hachures conventionnelles pourront indiquer le degré d'hypoesthésie des territoires étudiés.

De la part de l'observateur, l'exploration topographique demande une méthode et un soin tout particuliers. C'est ainsi qu'il faut s'attacher à ne produire que des excitations bien localisées, et aussi semblables que possible ; on évitera aussi de répéter dans les mêmes points un trop grand nombre d'excitations afin de n'avoir pas à compter avec les *sommations d'excitations*.

Mais ce qui, en l'espèce, a le plus d'importance, c'est le sens dans lequel on devra porter ses investigations : Il n'est pas indifférent en effet de diriger les excitations des parties saines aux parties anesthésiques, ou inversement, et suivant qu'on procède de l'une ou l'autre façon, la sur-

face des territoires hypoesthésiques peut varier notablement en plus ou en moins. On adoptera donc l'un de ces
modes, exclusivement ; ou encore on fera une moyenne
des résultats obtenus de manière différente.

D'autre part, comme il est évident qu'on ne peut faire
agir les excitations sur tous les points de la peau, il devient
nécessaire de choisir, et c'est le côté le plus délicat. Le plus
sage, à notre avis, est de se laisser guider par la connaissance des diverses topographies (topogr. nerveuse périphérique, radiculaire, médullaire, segmentaire, etc.) et de con-
former ses investigations à la recherche des unes et des
autres. Lorsque l'anesthésie se cantonne dans un territoire de répartition connue, sa délimitation en devient plus
facile et plus sûre. Le défaut de méthode dans l'exploration
topographique expose au contraire à des omissions importantes, car il est difficile de délimiter, et même parfois de
reconnaître des zones d'hypoesthésie qu'on ne recherche pas
spécialement.

D'ailleurs, avant d'être considérés comme définitifs, les
résultats seront contrôlés plusieurs fois, et les schémas
confrontés. Les hypoesthésies sont en effet loin d'être sta-
bles; des influences que nous connaissons mal viennent
souvent modifier leur étendue et leurs limites ; à quelques
jours d'intervalle, ou même dans le cours d'un examen, la
sensibilité fait preuve d'une mobilité qui ne laisse pas parfois d'être décourageante. La répétition des examens est la
meilleure façon de réduire ces causes d'erreur.

Telles sont les remarques dont il nous a paru nécessaire
de faire précéder l'exposé de la question qui va nous occuper dans ce chapitre : la topographie de l'anesthésie syringomyélique.

EXPOSÉ DE LA QUESTION

Si l'on consulte à ce sujet les livres classiques et les travaux récents, on y voit exprimées deux opinions qui sont en opposition absolue. L'une, universellement admise jusqu'en 1896 est aujourd'hui encore classique, en France au moins, pour beaucoup de neurologistes ; l'autre, présentée il y a cinq ou six ans pour la première fois, adoptée depuis par des auteurs éminents, semble gagner chaque jour du terrain. Mais à l'heure actuelle toutes deux ont leurs partisans et l'accord est loin d'être fait.

Il est assez curieux que sur une manifestation aussi *objective* en apparence que le siège d'une anesthésie, deux opinions formellement contradictoires puissent être soutenues. Nous aurons à nous demander la cause de ces divergences auxquelles ne sont pas étrangères, disons-le immédiatement, les difficultés techniques que nous venons de signaler.

Mais auparavant il est nécessaire d'exposer successivement les deux opinions qui marquent en quelque sorte *deux phases différentes* dans l'histoire de la maladie.

Première phase. — 1º *Topographie segmentaire.* — Dès le début, on s'occupa de relever le siège et l'étendue des troubles de la sensibilité. On reconnut qu'ils occupaient surtout les membres supérieurs et la moitié supérieure du tronc, qu'ils étaient habituellement bilatéraux, parfois symétriques. Mais ce qu'ils avaient surtout de caractéristique, c'était leur répartition et leur mode d'envahissement. La thermo-analgésie semblait en effet gagner successivement des segments de membres, de la périphérie à la

racine, les parties atteintes étant limitées par des lignes circulaires, *lignes d'amputation*.

Cette distribution ne rappelait en rien celle des nerfs périphériques ; elle n'était guère connue que dans l'hystérie. Elle fut rencontrée dans presque toutes les observations et désignée des termes imagés de : anesthésie en *gant*, en *manchettes*, en *bas*, en *tronçons* ou en *segments de membre*, etc. Ces qualificatifs en dépeignent suffisamment la forme. Quant à son évolution, voici comment Schlesinger (1) la décrit : « D'abord la sensation disparaît aux « doigts de chaque extrémité ; peu à peu sa limite recule, « gagne en remontant la racine du membre et finalement « affecte un segment du tronc. »

Ces caractères parurent assez spéciaux et assez constants pour entrer en ligne de compte dans le diagnostic. On leur attribua à ce point de vue une valeur tout aussi grande, sinon plus, qu'à la dissociation de l'anesthésie (Charcot, Brissaud).

Nous n'insistons pas sur ces points que les traités classiques exposent amplement.

2° *Son interprétation. Théorie de M. Brissaud.* — Mais si l'on fait de la distribution segmentaire un caractère constant de l'anesthésie syringomyélique, il faut en conclure que cette topographie est la représentation cutanée d'un certain arrangement anatomique des éléments nerveux.

De ce côté on chercha en vain pendant longtemps une explication plausible de son mécanisme. Dans l'architecture de la moelle, on ne trouvait aucun dispositif de nature à

(1) Schlesinger. — La syringomyélie (monographie). Leipsig, 1895.

rendre compte, par l'anatomie, des caractères de cette
anesthésie.

M. le professeur Brissaud essaya de combler cette
lacune et, dès 1894, défendit une théorie qui fait reposer l'interprétation de ces faits sur une donnée d'ordre embryologique, *la persistance de la métamérie des centres nerveux.*
Nous ne saurions mieux faire que de renvoyer le lecteur
aux Leçons sur les maladies nerveuses où cet auteur a dès
lors et depuis soutenu ses idées avec un rare talent.

En voici toutefois un bref exposé : la surface cutanée du
tronc peut se diviser, d'après M. Brissaud, en un nombre
indéterminé de segments virtuels, limités chacun par
des lignes perpendiculaires à l'axe du corps. A ces segments ou *métamères périphériques* répond, dans la moelle
thoracique, une division en étages métamériques régulièrement superposés. — Aux membres, les territoires métamériques s'échelonnent de la racine à la périphérie et constituent une segmentation analogue à celle du tronc (main,
avant-bras, bras, etc.); les centres métamériques des membres ont leur siège dans les renflements, où ils se disposent
non plus de bas en haut, mais *de dehors en dedans* ; en
effet, les renflements cervical et lombaire ne sont en quelque sorte que le prolongement de la moelle vers les membres, des *branches spinales*, dont chacune a des étages
superposés de sensibilité : « Pour chaque membre, il existe
« une métamérie spinale secondaire, branchée pour ainsi
« dire, sur la première, relativement indépendante de celle-
« ci, mais soumise aux mêmes lois (1). »

Or, ce sont précisément les territoires métamériques des

_____

(1) Brissaud. — T. II, p. 106.

membres et du tronc, qui sont successivement envahis
par l'anesthésie syringomyélique. C'est donc que la lésion,
détruisant dans la moelle des étages métamériques de
substance grise abolit la sensibilité (douloureuse et thermique) dans les territoires qui en dépendent, territoires constitués par des segments du tronc ou des membres, limités par
des lignes perpendiculaires à l'axe du corps.

Nous n'avons pas l'intention de faire la critique de cette
théorie au point de vue embryologique (1). Nous ne dirons
même rien des applications qu'elle peut trouver, d'après
son auteur, dans l'étude de certains zonas et des trophonévroses cutanées. Imaginée surtout dans le but d'expliquer la topographie segmentaire sensitive, c'est la syringomyélie qui doit demeurer en pathologie son principal point
d'appui : on verra plus loin si les faits sur lesquels elle se
base sont suffisants.

Pour l'instant, nous nous bornerons à voir comment elle
s'y adapte (2).

Pour cela, efforçons-nous d'envisager parallèlement la
marche de l'anesthésie (supposée segmentaire) et celle de
la lésion. La première gagne, nous l'avons vu, les membres
supérieurs de la périphérie à la racine puis descend sur le
tronc (Schlesinger). Pour comprendre ce mode d'extension on doit admettre que la lésion envahit successivement

(1) Voir à ce sujet, CONSTENSOUX,—Thèse, Paris, 1900 : La métamérie du système nerveux, et les maladies de la moelle.

(2) La discussion qui suit, basée sur la construction de schémas,
n'a pas la prétention de poser de règle générale. Nous essayons
simplement de fixer les termes précis de la question et nous faisons
toutes réserves sur l'interprétation des cas particuliers, qui donnent au fond, une meilleure base de raisonnement.

les métamères spinaux de la main, de l'avant-bras, du bras, de l'épaule, puis du thorax. Reportons-nous maintenant aux figures qui indiquent la disposition métamérique de la

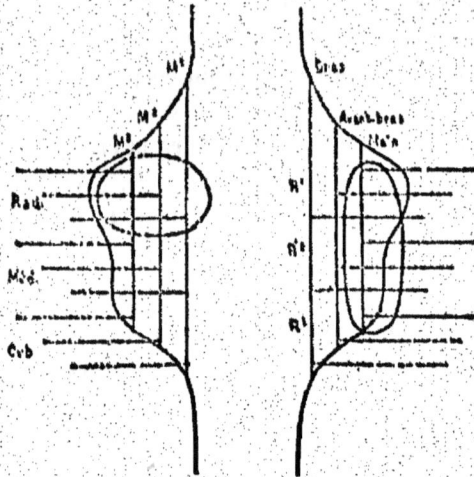

Fig. 1.

LE RENFLEMENT CERVICAL DE LA MOELLE. — (D'après un schéma de M. le professeur Brissaud).

Rad. — Étage radiculaire supérieur du membre supérieur (ou étage radial).
Méd. — Étage radiculaire moyen.
Cub., étage radiculaire inférieur.
M^1, étage métamérique spinal correspondant au bras; — M^2, étage métamérique correspondant à l'avant-bras; — M^3, étage métamérique correspondant à la main.
À gauche, lésion du renflement cervical n'intéressant que *l'étage radiculaire supérieur.* — À droite, lésion n'intéressant que *l'étage métamérique de la main.*

moelle, et représentons-nous de façon concrète les progrès corrélatifs de la gliomatose.

Il suffit de jeter un coup d'œil sur ce schéma pour voir
que chacun des métamères du membre supérieur s'étend
sur toute la hauteur du renflement cervical, mais seulement
dans une partie de son épaisseur.

Une coupe perpendiculaire de la moelle à ce niveau
ferait voir mieux encore leur juxtaposition dans des portions contiguës des cornes postérieures. Il est facile, d'après
la description qu'en donne M. Brissaud, de construire ce nouveau schéma : « Le prolongement de la corne postérieure pos-

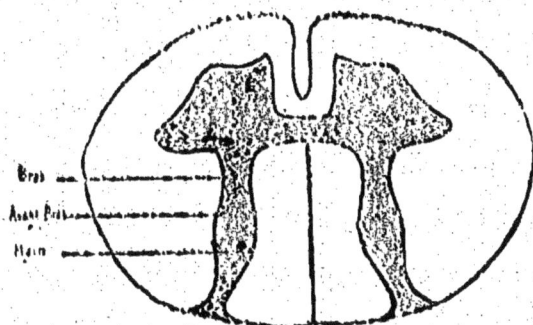

Fig. 2.

Ce schéma n'est que la représentation sur une coupe perpendiculaire du renflement cervical d'après M. Brissaud.
Il indique la situation dans les cornes postérieures des centres
métamériques des principaux segments du membre supérieur.
On remarquera que le centre métamérique de la main se trouverait
dans la portion la plus reculée des cornes postérieures, ce qui rend
difficile l'explication de l'anesthésie en gant dans la syringomyélie.

« sède, dit-il, une certaine longueur sur laquelle s'étagent
« un certain nombre de segments secondaires ; à chacun de
« ces étages correspond un étage périphérique. La lésion
« syringomyélique, s'avançant suivant les cas plus ou moins
« loin dans les cornes postérieures, on conçoit que les
« troubles de la sensibilité s'arrêtent à un niveau plus ou
« moins distant de la racine du membre. »

Pour déterminer une anesthésie en gant, puis en manchette, etc., la lésion doit évidemment détruire l'un après l'autre les différents métamères, c'est-à-dire affecter la marche suivante : Étendue d'emblée sur *toute la hauteur* du renflement cervical, mais limitée à la pointe de la corne postérieure (zone métamérique de la main), elle envahirait peu à peu toute la longueur de la corne postérieure, détruisant successivement les métamères de l'avant-bras, du bras, etc. Puis, *changeant tout à coup de sens*, l'envahissement se poursuivrait *de haut en bas* dans la moelle dorsale, pour gagner les métamères superposés du tronc.

Il n'est pas besoin d'insister sur ce qu'a d'anormal, et même d'invraisemblable, un tel mode d'extension. Comment admettre que la lésion atteigne *d'emblée* tout le renflement cervical et qu'elle s'y limite jusqu'à ce que la destruction des cornes postérieures soit complète, pour reprendre *alors seulement* sa marche descendante ? C'est pourtant ce à quoi nous conduirait l'orientation des métamères spinaux telle que Brissaud la conçoit (1).

_____

(1) Nous nous sommes référé pour cet exposé, aux idées exprimées par M. Brissaud dans son second volume de Leçons. Elles diffèrent sensiblement, surtout pour ce qui a trait à la disposition des métamères spinaux, de la conception primitive de cet auteur. Nous lisons en effet (tome I) que : « Les métamères du renflement « brachial sont étagés comme ceux de l'axe dorsal. Au plus *inférieur* « est dévolue l'innervation des parties les plus inférieures du mem- « bre ; au plus *élevé* est dévolue l'innervation des parties les plus « rapprochées du tronc. En thèse générale l'anesthésie en forme de « gant est produite *par une lésion de la partie la plus inférieure* « *du renflement cervical*, c'est-à-dire de la région de la première « paire dorsale. »

La modification que M. Brissaud a introduite dans sa théorie primitive a pour but de concilier la segmentation métamérique de la moelle avec sa division en étages radiculaires. Elle n'y réussit d'ailleurs qu'imparfaitement.

En réalité, si les métamères sont bien disposés pour le renflement cervical, dans le sens où cet auteur l'indique, ils doivent de par l'extension habituellement *longitudinale* de la gliomatose, y être détruits non pas un par un, mais tous à la fois et seulement dans une portion de leur étendue. Il en résultera, fait curieux, que l'anesthésie, occupant logiquement la région correspondante, réalisera une tout autre topographie, en relation avec la segmentation de la moelle en étages radiculaires. Le schéma de M. Brissaud rend fort bien compte de cette éventualité, et autorise une telle interprétation.

Ainsi donc l'explication du type segmentaire par la persistance, sous cette forme, de la métamérie, se concilie mal avec les données anatomo-cliniques ; elle reste imparfaite et obscure. Fût-il avéré que l'anesthésie syringomyélique revêt, en règle, le type segmentaire, nous n'aurions pas encore à l'heure actuelle une explication satisfaisante du mécanisme de ce phénomène.

Deuxième phase. — 1° *La distribution cutanée des racines postérieures.* — Jusqu'aux travaux de Sherrington, Thorburn, A. Starr, Kocher, etc., la topographie radiculaire était à peu près ignorée. Sherrington d'abord en a dégagé les lois générales. Par ses expériences il a démontré notamment :

a) Que chaque racine se répartit sur la peau, non pas en îlots ou en taches isolées, mais en une zone continue, généralement parallèle à l'axe des membres.

b) Que chaque zone radiculaire est recouverte en partie par les zones voisines sus et sous-jacentes, de telle sorte que tout département cutané est innervé par deux, souvent par trois racines. Grâce à cet *empiètement réciproque*, la sec-

tion d'une, ou même de deux racines ne produit pas d'anesthésie.

Thorburn, A. Starr, Bruns, Kocher, observant
en pathologie humaine des cas de traumatisme ou de lésions

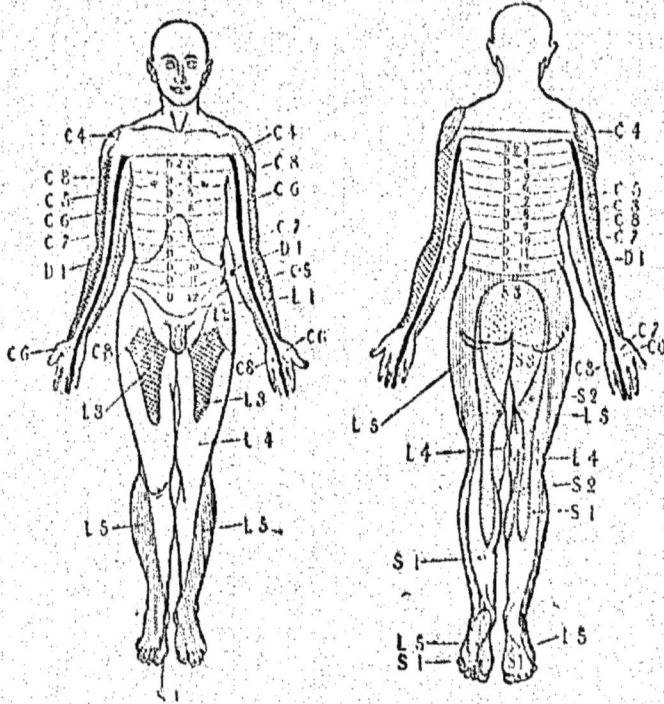

Fig. 3.   Fig. 4.

INNERVATION RADICULAIRE DE LA PEAU. — D'après Thorburn.
(Figures empruntées à la Séméiologie du système nerveux de
M. Déjerine).

transverses ont pu préciser la topographie des zones radiculaires et établir des figures schématiques dont la concor-
dance semble garantir la valeur. Dans la plupart des écrase-
ments de la moelle, en effet, il y a blessure concomitante

— 83 —

d'une ou de plusieurs paires de racines qui, naissant au-
dessus du niveau de la lésion médullaire, n'ont pas encore
quitté le canal vertébral : aussi le niveau supérieur de l'anesthésie est-il la limite d'un territoire radiculaire. En réunissant un certain nombre de cas portant à différents niveaux
et vérifiés par l'autopsie, il est donc possible de déterminer
avec approximation la topographie des racines.

Malgré les desiderata de la méthode (1) on peut dire que
nous connaissons actuellement assez bien la topographie
radiculaire sensitive.

Nous reproduisons ci-contre les schémas d'après Thorburn, de la distribution des racines.

2°. — *Résultats préliminaires.* — Il était nécessaire de
faire ce court préambule avant d'exposer la conception
nouvelle de la topographie de l'anesthésie syringomyélique.
Ces travaux marquent bien en effet le début d'une nouvelle
phase, dans l'état de cette question.

En 1896, M. Laehr (2) reprenant l'étude des troubles de
la sensibilité dans sept cas nouveaux de syringomyélie, fut

_____

(1) On peut adresser à la méthode en général certains reproches :
Ainsi, la complexité des lésions primitives, la difficulté de faire la
part des altérations secondaires (hémorrhagies, troubles circulatoires), rendent parfois délicate l'interprétation des cas particuliers.
En outre, la section d'une paire de racines donne des résultats moins
rigoureux que le procédé expérimental de Sherrington, qui consiste
à couper plusieurs racines au-dessus et au-dessous de celle dont on
veut déterminer le champ de distribution (*procédé de la sensibilité
persistante*).

Toutefois on doit considérer, au moins pour les membres supérieurs et le tronc, que le grand nombre des cas examinés fournit
une moyenne approximative, suffisante en pratique.

(2) M. Laehr. — *Archiv f. psychiatrie,* 1896, t. XXVIII, p. 773. —
Ueber Störungen der Schmerz und temperatur Empfindung im
Folge von Erkrankungen des Rückenmarks.

conduit à des conclusions toutes différentes de celles qu'on
avait adoptées jusque-là : « La disposition de l'anesthésie
« ne se conforme pas, dit-il, à une division interarticulaire,
« mais elle se confond en réalité avec celle qui résulte de
« la destruction des racines postérieures, ou des lésions
« transverses de la moelle. »

À l'appui de cette nouvelle manière de voir, d'autres faits
sont bientôt apportés. Hahn (1), étudiant 6 cas de syringomyélie, déclare que les troubles de la sensibilité y revêtent
le type radiculaire (2), accompagné parfois d'une augmentation de l'anesthésie vers la périphérie des extrémités. « Si
« l'on promène, dit-il, le pinceau ou l'épingle, non point
« parallèlement à l'axe du membre comme on a coutume de
« le faire, mais perpendiculairement à cet axe, on trouve
« toujours la répartition habituelle aux affections médul-
« laires, ce qui met fin à la situation exceptionnelle qu'on
« avait attribuée jusqu'ici à la syringomyélie ». Leyden et
Goldscheider (3) acceptent également les conclusions de
Lähr. Von Soelder (4) montre qu'à la tête comme au tronc
la disposition radiculaire est habituelle. Enfin des cas analogues sont publiés par Schlesinger (5), Patrick (6),
Van Gehuchten (7).

---

(1) HAHN. — *Jahrbücher f. psychiatrie*, 1898, t. XVII. — Form und
Ausbreitung der Sensibilitaetstorung bei Syringomyelie.
(2) Le mot « segmental typus » répond au terme de « type radiculaire », et non à celui de type segmentaire, au sens des auteurs français.
(3) LEYDEN et GOLDSCHEIDER. — *Die Erkrankungen des Rückenmarkes*, Wien, 1897, p. 648.
(4) VON SOELDER. — *Jahrbücher f. psychiatrie*, 1899, Bd XVIII,
Heft 3. Der segmental Begrenzungstypus bei Hautanästhesien am
Kopfe, insbesondere in Fällen von Syringomyelie.
(5) SCHLESINGER. — *Wiener Klin. Woch.*, 1900, 169.
(6) T. PATRICK. — *Journal of nervous and mental diseases*, 1897,
p. 587. A case of syringomyelia with trunk anesthesia.
(7) VAN GEHUCHTEN. — *Journal de neurologie*, 1899, p. 341. — Un

En France M. Dejerine (1) appuie cette opinion, et publie plusieurs observations confirmatives. Huet et Guillain (2) apportent récemment un nouveau cas fort démonstratif.

Il est donc avéré que l'anesthésie syringomyélique peu affecter une topographie radiculaire ; la discussion porte sur un autre terrain : à savoir quelle est la fréquence et la valeur de cette répartition.

S'agit-il de cas exceptionnels ? On peut, croyons-nous, exclure cette supposition. Les observations concordantes, publiées depuis quelques années, forment déjà un nombre respectable (il serait facile d'en réunir une vingtaine), et cela suffit pour leur enlever tout caractère d'exception.

A la vérité chacune de ces opinions pourrait, à l'heure actuelle, revendiquer à son actif un certain nombre de faits, et même s'il suffisait pour les juger de les mettre en balance, il n'est pas douteux que la première paraîtrait mieux créditée. Elle est d'ailleurs encore soutenue en France par la majorité des neurologistes (Brissaud (3), Ballet, Grasset, etc).

Après ce bref exposé de l'état de la question, nous devons nous demander quelle solution elle comporte à l'heure actuelle. Or, il n'est à notre sens qu'une seule réponse possible. D'accord avec M. Laehr en Allemagne, et M. Dejerine en France, nous croyons pouvoir déclarer que la véritable

---

cas de syringomyélie à troubles sensitifs radiculaires et à troubles moteurs descendants.

(1) DEJERINE. — Traité de pathol. génér., t. v. p. 969.

(2) HUET et GUILLAIN. — Presse médicale, janvier 1901. Les troubles de la sensibilité à topographie radiculaire dans la syringomyélie.

(3) BRISSAUD. — Presse médicale, janvier 1901, n° 9.

répartition de l'anesthésie syringomyélique se fait en *bandes longitudinales*, rappelant la distribution cutanée des racines postérieures.

Le paragraphe suivant est consacré à vérifier cette proposition.

ÉTUDE TOPOGRAPHIQUE DES ANESTHÉSIES
DE LA SIRINGOMYÉLIE.

1°. — *Revue et commentaire de quelques observations.* — Dans quelques cas favorables la topographie radi-

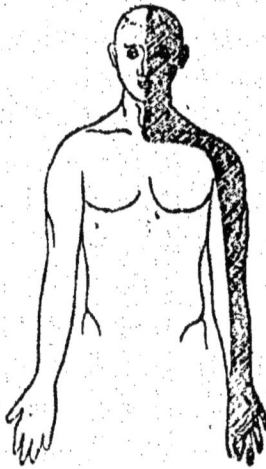 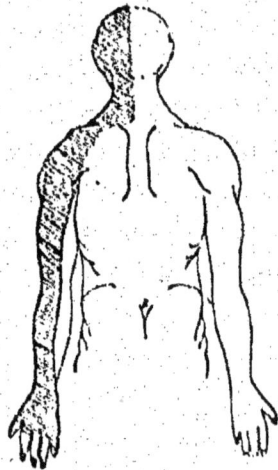

FIG. 5.   FIG. 6.

OBSERV. DE VAN GEHUCHTEN.
Les hachures indiquent la répartition de la thermo-analgésie.

culaire se rencontre aussi pure qu'on peut le souhaiter, c'est-à-dire que les membres supérieurs par exemple, se trouvent divisés en deux zones, l'une de sensibilité normale, l'autre anesthésique, que sépare une ligne droite parallèle à l'axe

du membre. La région anesthésique occupe alors un territoire radiculaire que l'on peut déterminer aisément par
simple comparaison avec les schémas de Thorburn ou de
Kocher. Tel était le cas dans l'observation de Van Gehuchten (observ. XII, fig. 5 et 6) où l'anesthésie dissociée

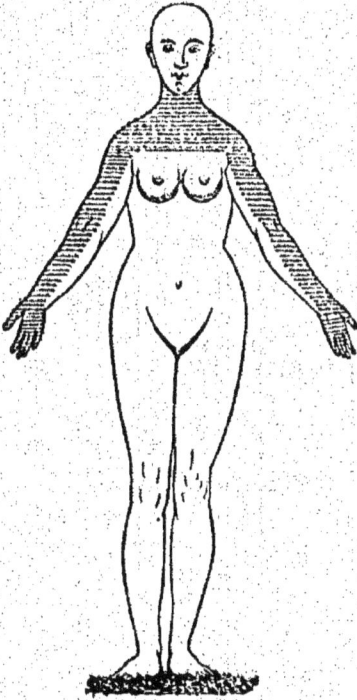 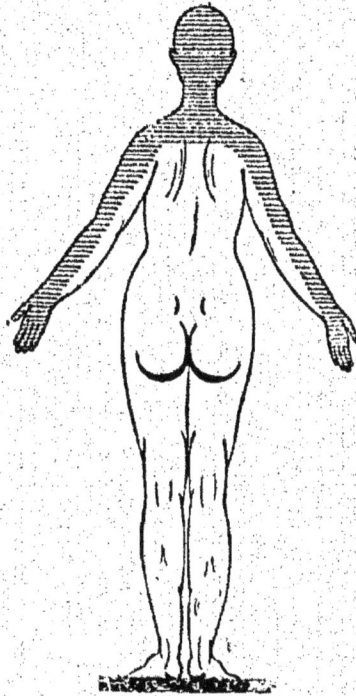

FIG. 7.   FIG. 8.

OBSERV. DE HUET ET GUILLAIN
Les hachures indiquent la répartition de la thermo-analgésie.

n'existait que dans les départements cutanés des 5e, 6e, 7e,
et 8e rac. cervic. et faisait défaut le long de la face interne
du bras (1re et 2e rac. dorsales).

Telle était aussi l'observation de Huet et Guillain (observ. XIII, fig. 7 et 8) où l'anesthésie dissociée occupait à peu près les mêmes territoires et laissait indemne aux membres supérieurs une bande allongée correspondant à la zone de la 8e cervicale et de la 1re dorsale.

Mais on a assez rarement l'occasion d'observer des anesthésies aussi nettement limitées, et voici pourquoi : au moment où les malades viennent pour la première fois se soumettre à notre examen, l'affection est d'habitude assez ancienne pour que la thermo-analgésie ait envahi déjà la totalité des membres supérieurs et une partie du tronc. Les territoires radiculaires, d'abord atteints isolément, se sont déjà confondus, et leur confluence masque leur configuration primitive. A ce stade les malades se présentent avec une anesthésie en *manche*, ou plutôt en *veste*. « Mais cette « topographie segmentaire n'est qu'apparente, et l'on a « affaire à une anesthésie radiculaire généralisée, mais « d'intensité variable selon les territoires cutanés de telle « ou telle racine. C'est là un fait qui échappait nécessaire- « ment à l'observateur à l'époque où la topographie radi- « culaire n'étant pas connue, l'examen de la sensibilité ne « se faisait pas avec la même précision que cette étude « nécessite aujourd'hui. » (Dejerine.)

Cependant il suffit, pour surmonter cette difficulté, d'explorer *comparativement* la sensibilité dans des territoires radiculaires contigus, et c'est ainsi qu'on arrivera à mettre en évidence dans des cas même anciens, et peu favorables par conséquent à cette recherche, la topographie radiculaire de l'anesthésie. Voici un exemple (fig. 9 et 10) de cette disposition.

Chez cette malade (obs. VI), la partie externe des membres supérieurs (territoire des 5e, 6e, 7e cervicales) est notablement plus anesthésique pour tous les modes de la sensibilité que leur partie interne (8ᵉ cervicale et 1ʳᵉ dorsale).

C'est encore le cas pour une autre de nos malades chez qui les hypoesthésies, plus étendues, ont cependant aussi la

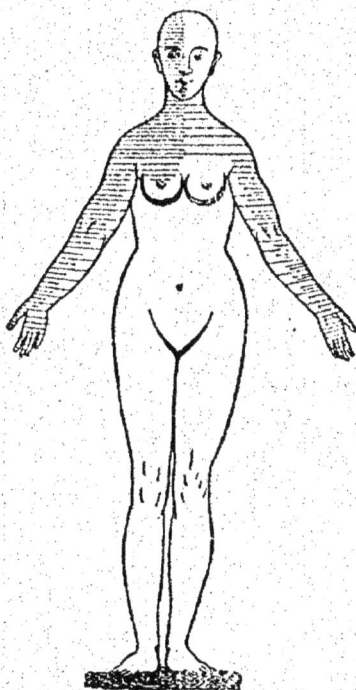 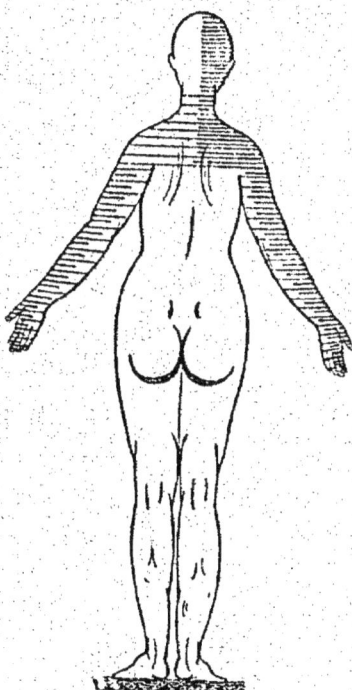

FIG. 9.   FIG. 10.

CHARR... (obs. VI). *Syringomyélie*

La situation des hachures indique le siège des anesthésies thermique et douloureuse. Les traits sont d'autant plus rapprochés que l'anesthésie est plus profonde.

La diminution du tact occupe les mêmes territoires, et présente les mêmes maxima, mais elle est incomparablement plus légère.

même prédominance à la partie supérieure du tronc et dans la moitié externe des membres supérieurs (fig. 11 et 12).

A une période plus avancée de l'évolution, ces différences de degré pourront elles-mêmes disparaître, et la thermo-analgésie deviendra uniforme et complète.

Mais parfois encore, au milieu des régions les plus anesthésiques, il subsiste une petite zone cutanée partiellement

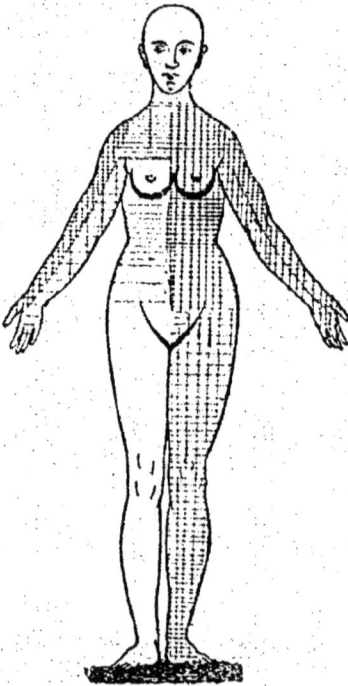 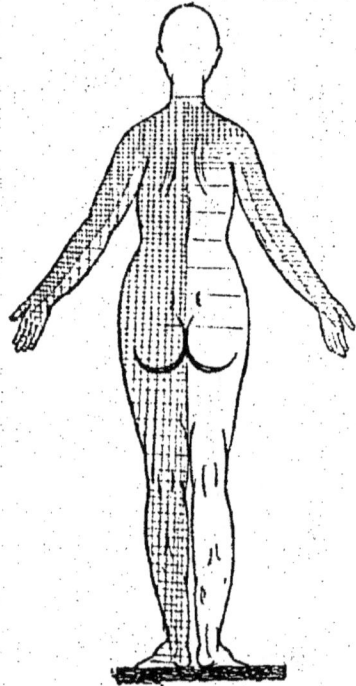

FIG. 11.   FIG. 12.

Pocu... (Obs. VIII). *Syringomyélie.*

Les hachures horizontales indiquent l'anesthésie thermique ; les hachures verticales, l'anesthésie douloureuse.

ou intégralement conservée, et la forme radiculaire de cette zone témoigne bien de la répartition réelle de l'anesthésie.

Marinesco (1) dans sa thèse, rapporte un fait de ce genre.
La thermo-analgésie occupait les membres supérieurs et
la partie supérieure du tronc, mais « au niveau de la face
« interne du bras, il n'y avait pas de troubles de la sensi-
« bilité ; la topographie de cette bande normale de sensibi-
« lité est celle de la 2e dorsale. »

Bruhl (2) mentionne un fait analogue : la thermo-analgésie siégeait à la partie supérieure du tronc et dans les
« membres supérieurs, « sauf une étroite bande occupant
« la face interne du bras droit, l'aisselle et la partie adja-
« cente du thorax » (2e et 3e dorsales).

Nous avons pu observer semblable particularité, et chez une
de nos malades (obs. IV) dont le schéma est reproduit ci-des-
sous (fig. 13 et 14), la sensibilité thermique et douloureuse
est abolie sur toute la surface des membres supérieurs sauf à
la partie antérieure de l'avant-bras dans une zone étroite
et allongée répondant à l'innervation de la 7e paire cervicale.

Même lorsque la thermo-analgésie prend *en bloc* toute
l'étendue d'un membre, il est encore possible, grâce à
l'examen systématique des autres modes de la sensibilité,
de reconnaître comment a procédé l'enva...ssement ; en
effet l'hypoesthésie tactile n'apparaît qu'à une période plus
tardive de la maladie, et reproduit la marche de la thermo-
analgésie. Or dans une observation de syringomyélie de
très ancienne date, publiée déjà dans la thèse de Critzman (3), et suivie, depuis, par M. Dejerine et par nous-

(1) MARINESCO. — *Thèse*, Paris, 1897.
(2) BRUHL. — *Thèse*, Paris, 1890, obs. VI.
(3) CRITZMAN. — *Loc. cit.*

même la thermo-analgésie *en masse* des membres supérieurs
et du tronc s'accompagne actuellement d'une abolition de
la sensibilité tactile du tronc et de la face interne des
membres supérieurs (régions figurées en *noir plein*). Le

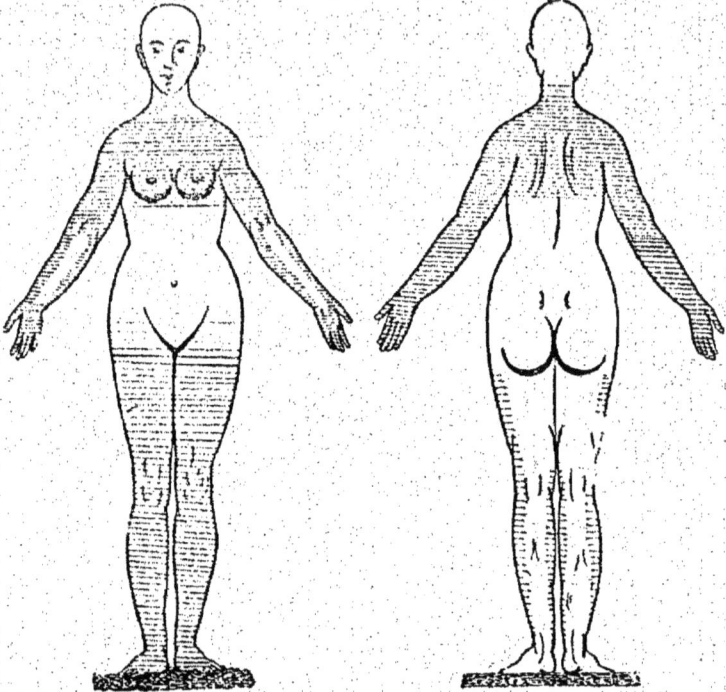

Fig. 13.   Fig. 14.

Duv... (Obs. IV). *Syringomyélie.*

Les hachures indiquent la répartition des anesthésies thermique
et douloureuse qui, à de légers détails près, occupent les mêmes territoires. Il existe aussi chez cette malade une hypoesthésie tactile plus
légère dans les mêmes régions, ne respectant pas la zone médiane
indiquée sur l'avant-bras.

type radiculaire apparaît ici avec évidence (fig. 15 et 16).

Nous pouvons joindre à cette observation, un nouveau
fait non moins démonstratif. Il s'agit d'un cas fort inté-

ressant de syringomyélie unilatérale (obs. V). Les troubles sensitifs occupent toute la moitié droite du corps
mais prédominent de beaucoup à la partie supérieure.
La thermo-anesthésie (fig. 17 et 18) est *totale*, et presque

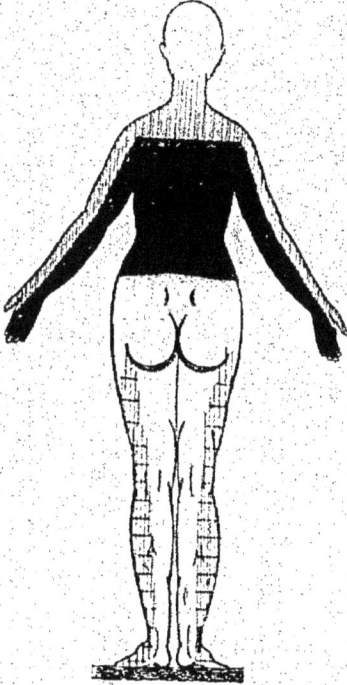

FIG. 15.   FIG. 16.
JOSÉPHINE DUP... (Obs. VII). *Syringomyélie.*

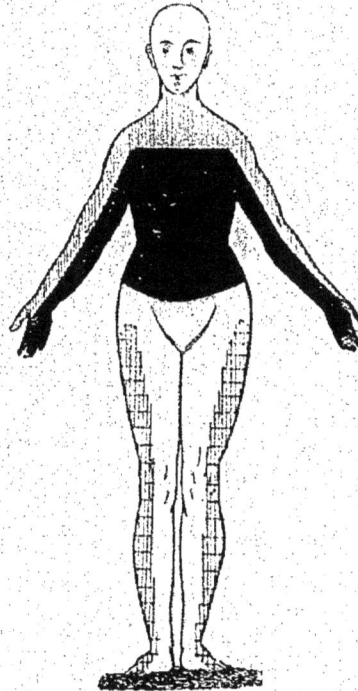

Les régions teintées en *noir* sont anesthésiques pour tous les modes
de sensibilité. Les hachures verticales indiquent la thermo-analgésie ; les hachures horizontales, l'hypoesthésie tactile.

absolue au-dessus d'une ligne passant à peu près par l'ombilic ; mais les sensibilités douloureuse et tactile ne sont au
contraire qu'affaiblies dans les mêmes régions et elles le
sont particulièrement sur certains territoires à forme radicu-

laire. Le schéma ci-joint (fig. 19 et 20) est suffisamment expli-
catif à cet égard.

L'on remarquera d'ailleurs que dans les deux cas précédents, n'aurait-on pour se guider que l'anesthésie thermi-

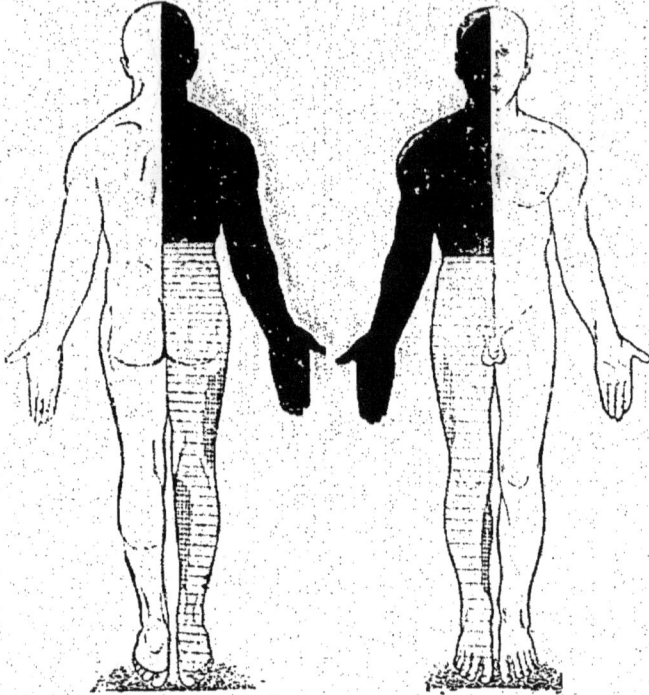

FIG. 17.   FIG. 18.

X*c... (Obs. V). *Syringomyélie.*

Ces figures indiquent l'état de la sensibilité thermique.

que, on pourrait encore, en précisant ses limites inférieures, reconstituer son mode d'extension, car elles ont une
direction oblique comme les espaces intercostaux et séparent nettement des territoires radiculaires.

L'étude *comparée*, à ce point de vue, des différentes sensibilités, non seulement permet de mettre en relief la véritable topographie des anesthésies dans des cas où elle aurait
passé inaperçue, mais permet dans certains cas plus favorables

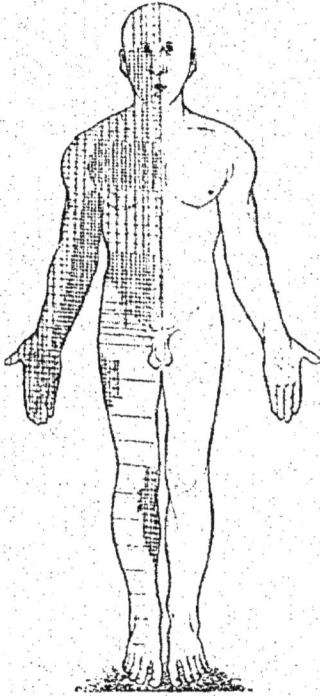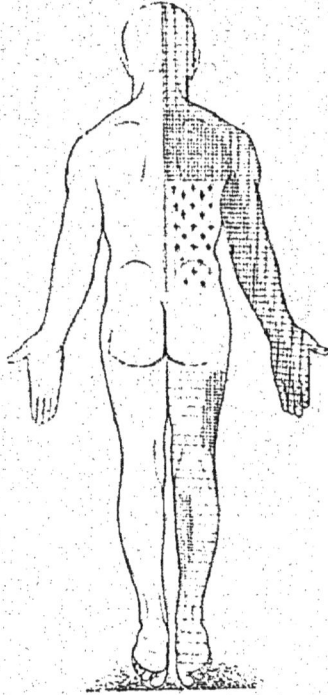

Fig. 19.   Fig. 20.

Ve... (Obs. V). *Syringomyélie.*

Les hachures horizontales représentent l'hypoesthésie douloureuse;
les hachures verticales, l'hypoesthésie tactile.
 La diminution du tact est beaucoup plus légère que celle de la
sensibilité à la piqûre, mais elle occupe les mêmes régions et présente les mêmes maxima.
 Les croix figurent une région hyperesthésique.

de saisir sur le vif leur évolution. On y voit généralement la
confirmation du fait que nous avancions plus haut, à savoir

que, si elles n'évoluent pas habituellement de pair, leurs limites sont parallèles et qu'elles procèdent du même mécanisme. Voici deux exemples qui présentent ce fait d'une manière concrète

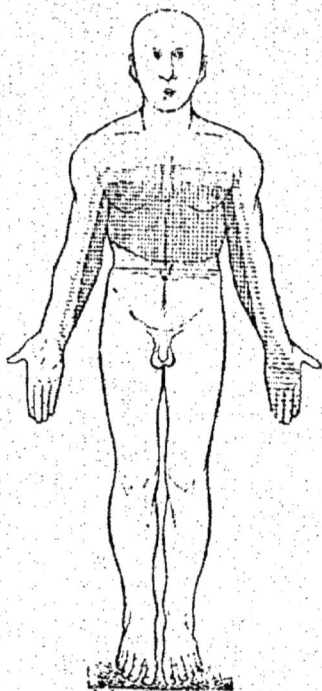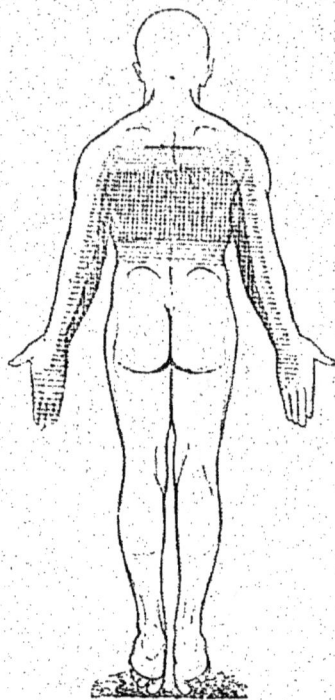

FIG. 21.   FIG. 22.

OBS. DE PATRICK

Les hachures verticales indiquent la thermo-analgésie, les hachures horizontales, l'anesthésie tactile.

Dans une observation empruntée à P a t r i c k (obs. XI), on voit de la façon la plus frappante le parallélisme d'évolution des différents modes d'anesthésie. La thermo-analgésie figurée par des hachures horizontales, et l'hypoesthésie tactile accusée par les hachures verticales du schéma (fig. 21-22), ont toutes deux des limites très nettement radiculaires, mais ne couvrent pas tout à fait la même superficie. Elles sont dissociées en étendue, la première débordant la seconde en tous sens, comme il est presque de règle.

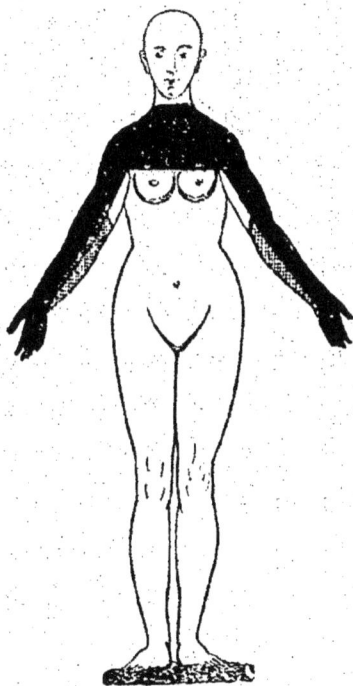 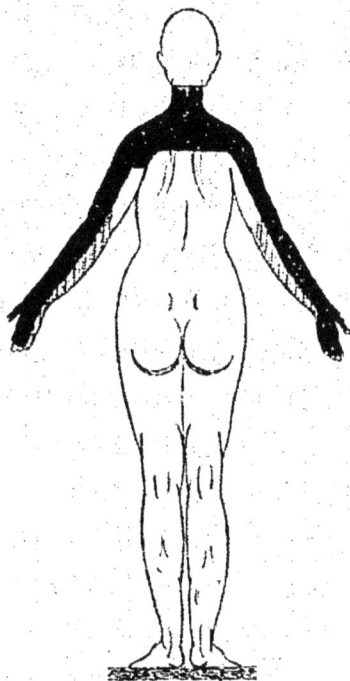

FIG. 23.   FIG. 24.

MONTC... (Obs. IX). *Syringomyélie*.

Les régions en noir indiquent la thermo-analgésie; dans les parties quadrillées, il n'existe que de la thermo-anesthésie sans analgésie.

Un de nos cas personnels a la même signification (fig. 23-24). Les surfaces figurées en *noir plein* représentent l'anesthésie thermique et douloureuse. Le *quadrillé* indique une anesthésie thermique sans analgésie.

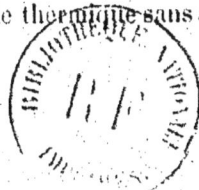

Ici l'anesthésie thermique excède les limites de l'analgésie : elle occupe environ deux départements radiculaires
en plus (8e cervicale et 1re dorsale).

Cette évolution corrélative permet de contrôler l'un par
l'autre les résultats, et de faire en quelque sorte une contre-
épreuve qui garantit leur validité.

En résumé il nous paraît presque toujours possible, si
l'on tient compte des particularités que nous avons signalées,
et si l'on se guide sur l'examen de *tous* les modes de sensibilité, de vérifier la règle que nous posions ci-dessus, à savoir
que la topographie radiculaire est habituelle et normale
dans l'anesthésie syringomyélique.

2°. — *Interprétation rétrospective des observations
anciennes.* — On s'explique aisément, d'après ce que
nous venons de dire, que la topographie radiculaire ait pu
rester longtemps méconnue. Les conditions d'observation
y sont ordinairement peu favorables, à cause de l'apparition précoce et inaperçue des troubles de la sensibilité ;
plus que partout ailleurs, dans la syringomyélie elle veut être
recherchée méthodiquement.

Pourtant il ne serait pas juste de dire que l'anesthésie
en bandes ait été méconnue avant le travail de Lœhr.

Cet auteur cite lui-même quelques cas où elle fut signalée,
plus ou moins explicitement (cas de Sokoloff, Remak,
Raymond). Dans nos lectures nous l'avons nous-même vue
notée dans l'observation ci-dessus de Marinesco et dans
une observation de Brühl. Une observation plus ancienne
de Coleman et Carrol (1) est accompagnée d'un schéma

_____

(1) COLEMAN et CARROL. — *Lancet*, 1893.

qui nous montre une répartition radiculaire indiscutable. Nous reproduisons ce schéma ci-contre (fig. 25 et 26).

Au reste Roth (2) lui-même, l'avait reconnue en ces termes : « Sur les extrémités, dit-il, il y a des endroits, où

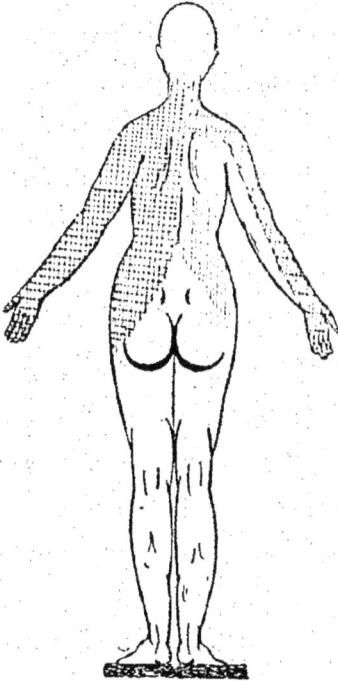 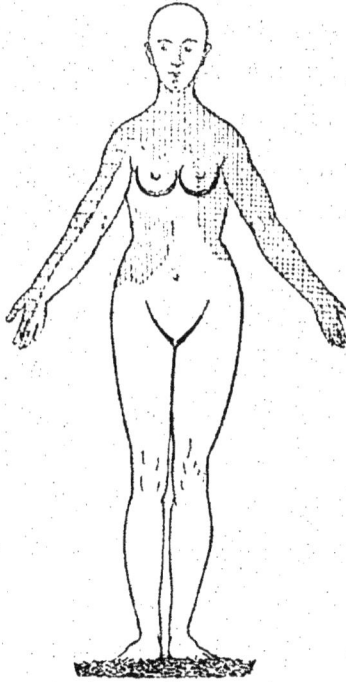

FIG. 25.   FIG. 26.

OBS. DE COLEMAN ET O. CABRAL.

Les hachures verticales figurent la thermo-anesthésie, les hachures horizontales l'analgésie.

« des régions (anesthésiques) qui peuvent avoir la forme de « taches ou de raies longitudinales occupant parfois un

(1) ROTH. — Loc. cit.

« district entier, par exemple la surface postérieure de la
« cuisse ». Et M. Brissaud, en 1895, pouvait souligner la
fréquence des bandes radiculaires à la limite du territoire
d'anesthésie.

Cela suffit à montrer que les faits n'avaient pas entièrement échappé aux observateurs (1).

— Par contre on a peine à concevoir que d'un accord presque unanime les premiers auteurs aient pu assigner à l'anesthésie des limites perpendiculaires à l'axe des membres.

Voici cependant quelques considérations qui permettent
d'expliquer la chose :

a) En premier lieu, les malades, arrivés à une période
un peu avancée, se présentent avec une anesthésie *pseudo-
segmentaire* au sujet de laquelle nous avons suffisamment
insisté.

b) D'autre part, il n'est pas douteux que dans un certain
nombre de cas, l'anesthésie en gant, en manches, etc., ne
doive être rapportée à l'hystérie dont l'association bien que
fréquente n'a pas toujours été soupçonnée.

c) La forme radiculaire est parfaitement compatible avec
une accentuation des bandes anesthésiques à leur périphérie

---

(1) Nous ne voulons que mentionner l'analogie entre la répartition de l'anesthésie dans la syringomyélie et la névrite lépreuse. Ici
en effet l'anesthésie est également rubanée : « au membre supérieur
« elle intéresse d'abord le petit doigt, le bord cubital de la main, et
« dessine à la partie postéro-interne du bras une longue bande qui
« remonte jusqu'à une hauteur variable souvent jusqu'au coude,
« parfois jusqu'à l'aisselle. » A une période plus tardive l'insensibilité a gagné tout le membre, mais, « au niveau des bandes primiti-
« vement atteintes l'anesthésie est absolue, et comme elle est
« moins accusée sur le reste du membre, l'étude méthodique de la
« sensibilité met en évidence ces bandes d'anesthésie ancienne mal
« dissimulée sous l'anesthésie segmentaire de date récente ».
Jeanselme, *Presse méd.*, 1897, p. 229.

Bernhard, Goldscheider ont fait remarquer cette particularité. Si l'on ajoute, avec M. Laehr, que les zones radiculaires sont généralement plus étroites à la racine du membre qu'à sa périphérie, on conçoit que l'anesthésie puisse
en certains cas, n'être reconnue qu'aux extrémités du membre.

d) Mais la véritable raison est ailleurs. Pour peu qu'on
soit familiarisé avec la pratique des examens de sensibilité,
on se rend compte que l'observateur non prévenu des
difficultés que nous signalions, et n'apportant pas à son
exploration toutes les précautions de rigueur, commettra
à son insu et presque fatalement des omissions et des mé-
prises.

Dans la recherche topographique des anesthésies il y a
selon nous plusieurs causes d'erreurs possibles, et il faut
faire une part : 1° à la méthode d'examen qui peut être
insuffisante, si l'on ignore l'une des notions qui servent de
repère (la distribution cutanée des racines) ; 2° à l'interprétation personnelle de l'observateur, qui ne peut en somme,
délimiter une région anesthésique qu'en reliant quelques
points arbitrairement choisis. Avec cet examen et cette
reconstitution, il s'introduit fatalement dans la question une
part d'appréciation personnelle qui n'est pas sans influer sur
les résultats.

Enfin, on ne peut négliger, *en dehors même de l'hystérie*,
les phénomènes d'ordre dynamique qui se mêlent toujours
en une certaine proportion aux effets directs de la lésion
matérielle. Les variations, parfois si rapides et si bizarres,
dans l'intensité et les limites de l'anesthésie, témoignent
qu'elle est soumise à des perturbations constantes; et ces
perturbations en peuvent masquer la forme véritable.

L'on ne peut donc considérer l'anesthésie comme un

phénomène objectif au même titre qu'une paralysie par exemple. Ce que nous constatons, ce n'est pas la perception brute, mais une perception modifiée par des actes d'élaboration complexes où le cerveau participe, où interviennent des associations et des souvenirs.

Il n'est pas besoin de chercher ailleurs que dans ces motifs, l'explication d'une thèse que les faits tendent à infirmer aujourd'hui.

CONCLUSION

Le travail de M. Laehr, succédant immédiatement à la découverte de la topographie radiculaire, a inauguré pour la connaissance de l'anesthésie syringomyélique une période nouvelle. Ainsi que le démontrent non seulement les recherches de Laehr, mais aussi les nombreuses observations confirmatives qu'elles ont fait surgir en peu de temps, l'anesthésie syringomyélique présente une disposition rubanée, en bandes longitudinales, qui rappelle la distribution des territoires radiculaires.

Cette topographie est parfois difficile à mettre en évidence, car elle ne se manifeste avec pureté qu'à une période peu avancée de l'affection. Dans les conditions d'observation habituelle, elle peut ne se révéler que par la différence d'intensité de l'hypoesthésie dans une région en apparence uniformément atteinte, ou bien par la conservation d'une zone cutanée à forme radiculaire, ou par quelque autre particularité analogue.

La réalité de la topographie dite segmentaire, décrite par les anciens auteurs, doit être mise en discussion, car l'ignorance de l'innervation radiculaire, et l'insuffisance d'examen qui en était la conséquence, ont pu conduire à l'interprétation erronée des faits.

—

PHYSIOLOGIE PATHOLOGIQUE

EXPOSÉ DE LA QUESTION

Le siège des altérations de la sensibilité concorde trop bien avec celui des troubles moteurs et des troubles trophiques pour qu'on puisse douter que leur développement soit étroitement lié, comme eux, à celui de la lésion médullaire.

Selon l'étendue en hauteur de la lésion et le nombre des fibres détruites, le territoire anesthésique aura une superficie variable, en rapport, théoriquement, avec les progrès de la destruction médullaire.

Considérons maintenant un segment de l'axe gris. Nous avons vu qu'à son entrée dans la moelle, chaque racine postérieure se divise en fibres directes, qui abordent immédiatement l'axe gris, et fibres longitudinales (ascendantes ou descendantes), qui n'y aboutissent qu'après un trajet d'une longueur variable. Chaque racine se met donc en relation avec une portion étendue de substance grise, et naturellement, un même segment médullaire contient des terminaisons radiculaires de niveau différent.

Le groupement de ces terminaisons, est important à déterminer, car il constitue dans la moelle une représentation de territoires sensitifs, qui, en cas de lésion spinale, vont se mettre en évidence. Or, dans la syringomyélie, maladie destructive de l'axe gris par excellence, la topographie des anesthésies doit manifester nettement la disposition de ces fibres. Inversement, si l'on connait la disposition spinale des fibres, on doit pouvoir en déduire, pour chaque segment médullaire, la région cutanée qu'il tient sous sa dépendance et appliquer cette notion à la topographie des anesthésies.

La question qui se pose est donc celle-ci :

L'intrication des terminaisons radiculaires dans la substance grise *laisse-t-elle relativement intacts leurs rapports réciproques?* Ou bien aboutit-elle au contraire à créer de véritables *centres spinaux sensitifs?* Les deux opinions ont été soutenues, et selon que l'on adopte l'une ou l'autre on se fera une conception différente de la topographie des anesthésies médullaires, de l'anesthésie syringomyélique en particulier.

L'idée qu'il peut bien se constituer dans la moelle des groupements sensitifs spéciaux, a été, au point de vue clinique, développée et soutenue surtout par deux auteurs : Head, et Brissaud.

Nous devons donc dire quelques mots des patientes recherches faites par ces auteurs en vue de donner une solution à cette question.

I. Théorie de la métamérie, d'après M. Brissaud.

De la théorie de Brissaud, nous avons déjà indiqué les points principaux et critiqué l'application à l'anesthésie syringomyélique. Nous n'y revenons que pour faire remar-

quer que, d'après son auteur même, « la division en étages
« métamériques de la substance grise des renflements cer-
« vical et lombaire *n'exclut nullement la division en étages*
« *radiculaires* ».

Les schémas reproduits d'autre part, indiquent comment
Brissaud concilie ces deux segmentations: d'une part les cornes postérieures se trouvent virtuellement divisées de la pointe
à la base, en un certain nombre de segments longitudinaux
(métamères spinaux); d'autre part les racines y délimitent
un certain nombre de tranches horizontales superposées.
Les étages radiculaires sont donc disposés transversalement, les étages métamériques longitudinalement. Il en
résulte qu'une destruction limitée du renflement cervical peut
donner lieu, suivant son orientation, tantôt à des symptômes
de localisation métamérique en tranches, tantôt à des symptômes de localisation radiculaire, en bandes (voir fig. I).

Si l'on admet, pour les renflements spinaux, la division en
étages radiculaires, il est bien difficile de ne pas l'accepter
pour les autres régions de la moelle ; et comment alors y
concilier la segmentation métamérique et la division radiculaire ? Mais laissons de côté ces obstacles, d'ordre théorique, car ici les faits doivent prévaloir.

Or il n'est guère de faits ayant servi à étayer cette théorie
dont la valeur ou l'interprétation ne puisse être contestée.

Nous savons ce qu'il faut penser de l'anesthésie segmentaire de la syringomyélie.

Les autres *syndromes segmentaires* sont encore plus
sujets à discussion : l'éruption pseudo-segmentaire de certains zonas, attribuée par Brissaud à une localisation
médullaire de la lésion, peut en réalité, de l'aveu même de cet
auteur, dépendre aussi bien d'une lésion multiganglionnaire

— et récemment Head et Campbell ont décrit une telle lésion.

Il ne reste donc que la distribution segmentaire de certaines trophonévroses, argument bien faible, on en conviendra, si l'on songe à l'ignorance où nous sommes de leur origine et de leur pathogénie.

Ainsi l'hypothèse de Brissaud, non seulement ne trouve nulle part sa démonstration, mais encore n'est pas nécessaire, ni même applicable, à l'interprétation des faits.

II. Méthode de Head.

1° *Ses résultats.* — S'appuyant sur une nouvelle méthode d'investigation clinique, Head (1) s'est efforcé de déterminer directement les relations de la surface cutanée avec le centre médullaire. Déjà Mackenzie (2) avait remarqué que nombre d'affections viscérales s'accompagnaient dans leur évolution, d'une hyperesthésie cutanée à localisation constante, et en rapport avec l'organe atteint. Or, viscère et périphérie cutanée ne sont en relation que par l'intermédiaire de la moelle où viennent aboutir, d'une part les nerfs sympathiques viscéraux, d'autre part les terminaisons sensitives de la peau.

Head suppose donc que l'irritation des filets sympathiques provoque dans le segment médullaire en jeu une perturbation qui retentit à la périphérie, et s'y manifeste par un état d'hyperexcitabilité de la peau dans la région corres-

---

(1) HEAD. — *Brain*, 1893, 1894, 1896. On disturbances of sensation with special reference to the pain of visceral diseases.
(2) MACKENZIE. — *Brain*, 1893.

pondante. Les territoires cutanés que Head put déterminer de cette façon sont en nombre restreint et ce sont surtout ceux de la tête et du tronc (1).

Mais une autre catégorie de faits vint lui fournir les moyens de vérifier et de compléter ses schémas. L'examen

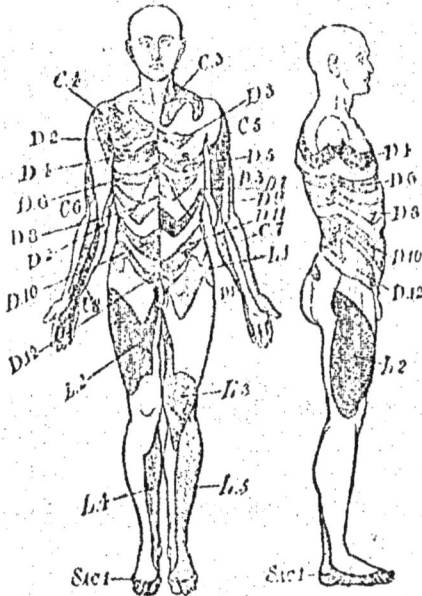

FIG. 27 et 28.
SCHÉMAS DE HEAD. — (Face antérieure.)

attentif de l'éruption zostérienne lui démontra que sa distribution, ses limites, ses maxima, sont rigoureusement les mêmes que ceux des hyperalgésies ; elle possède encore les

----

(1) Ils ont été délimités notamment d'après les affections viscérales du cœur, de l'aorte, du poumon, de l'œsophage, de l'estomac, de l'intestin, de la langue, du nez, des oreilles, etc.

mêmes caractères généraux, et notamment *l'absence d'em-piètement* sur les zones voisines. Il est donc permis, selon lui, de regarder les hyperesthésies viscérales et le zona comme des manifestations de même origine, dues à des altérations de certains centres sensitifs ou trophiques de la moelle.

Fort de ces données, Head réunit avec une patiente obser-

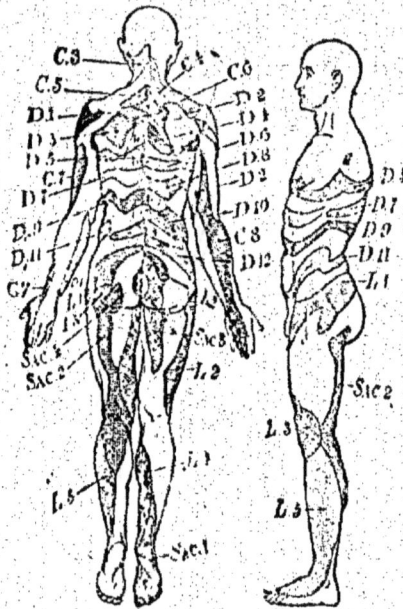

Fig. 29 et 30.
Schémas de Head. — (*Face postérieure.*)

vation un nombre considérable de documents; il en fit en quelque sorte une synthèse, et put diviser la peau en zones nettement limitées, répondant pour lui à autant de segments médullaires. Il ne restait qu'à repérer ces zones. Un certain nombre de cas de traumatismes médullaires lui permirent d'en déterminer quelques-unes; il obtint les autres par

déduction et put établir ainsi des figures schématiques où
ces zones sont désignées du nom de l'étage radiculaire
auquel elles appartiennent (fig. 27 à 30).

Les objections n'ont pas manqué, concernant les *faits*
avancés et la *méthode elle-même*.

2° *Objections au sujet des hyperesthésies.* —
Des recherches complémentaires faites par un grand nombre d'auteurs, leur ont prouvé que l'hyperesthésie cutanée,
au cours des affections viscérales, ne possède ni la fréquence
ni la limitation précise et invariable que Head lui assigna.
Thorburn, Mackenzie ne l'ont rencontrée que dans un
nombre restreint de cas. Adam, Faber, Hænel, ont fait
pareilles constatations. Guillain (1), ayant cherché systématiquement ce phénomène pendant une année entière, dit
n'avoir jamais vu de zones d'hyperesthésie nettes. « Il est
« incontestable, d'après lui, que parfois dans les maladies
« du cœur, de l'estomac, de l'intestin, du poumon, on trouve
« des zones hyperesthésiques, mais ces zones, avec des
« maladies à localisation identique, n'ont presque jamais la
« même topographie. Elles sont variables d'un jour à l'autre,
« d'une heure à l'autre, et manquent d'ailleurs dans la majo-
« rité des cas ».

Au reste, les zones d'hyperesthésie se fussent-elles mon-
trées constantes, il serait encore permis d'en contester l'interprétation. Nos connaissances sur les origines du sympa-
thique dans la moelle ne sont-elles pas insuffisantes pour

---

(1) G. GUILLAIN. — *Revue de médecine*, mai 1901. Les hyperesthésies cutanées en rapport avec les affections viscérales. Etude critique et comparée des idées de Head.
Voir aussi dans cet intéressant travail les indications bibliogra-
phiques au sujet de la question.

faire de l'hyperesthésie l'effet d'une influence indirecte des filets sympathiques sur les nerfs périphériques de même niveau (V. Charante)(1) ? — En outre, d'après Head lui-même, l'hyperesthésie se généralise facilement lorsque le système nerveux est en état de moindre résistance ; dès lors, puisque la perturbation peut franchir les limites du segment médullaire, quels moyens avons-nous de juger son retentissement et ses irradiations ? Comment soutenir que dans tel cas particulier elle ne varie pas d'étendue selon l'intensité de l'excitation viscérale, selon la résistance individuelle, toutes causes que nous ne pouvons apprécier ?

L'on ne peut donc nullement attribuer à la méthode des hyperesthésies, la même valeur objective que possède l'étude des anesthésies.

3° *Objections au sujet du zona.* — Mais c'est surtout l'étude topographique de l'éruption zostérienne qui a fourni les plus nombreux documents. Or est-on fondé à voir dans le zona une manifestation d'origine médullaire ?

Il est évident que, dans un grand nombre de cas, l'éruption ne répond ni à un trajet nerveux périphérique, ni même au territoire d'une racine déterminée. Mais c'est l'*absence d'empiètement* qui serait pour Head la véritable marque de son origine médullaire.

Or il n'y a là encore rien d'absolu, et plus récemment Head lui-même a été amené à reconnaître que l'éruption n'est nullement aussi fixe qu'il avait pensé d'abord. Elle se trouve parfois, dit-il, reportée plus haut ou plus bas que sa place normale ; « elle peut même arriver à

_____

(1) M. V. CHARANTE. — *Neurolog. centralbl.* Die hyperalgetische Zonen von Head.

« occuper jusqu'à la moitié de la zone contiguë sus ou sous-
« jacente ».

La cause en est pour lui dans des différences de structure
corporelle ou des anomalies de distribution nerveuse.
Mais en tous cas l'empiètement n'en existe pas moins,
faible sur le tronc, très accentué sur les membres et surtout à
leur extrémité et l'éruption perd ce caractère distinctif absolu
auquel l'auteur attribuait une si grande valeur théorique.

Mais un dernier argument a, en l'espèce, plus d'importance que tous les précédents, et c'est Head lui-même,
uniquement soucieux de la vérité, qui en a récemment fourni
la substance.

Le zona ne peut manifester une topographie médullaire,
puisqu'il est en réalité d'origine ganglionnaire. Les recherches sur ce sujet, de Bærensprung, Wagner, Kaposi,
Chandelux, Pitres et Vaillard, etc., ont été fort heu-
reusement complétées par Head et Campbell (1) qui, se
basant sur une vingtaine de cas suivis d'autopsie, ont pu décrire
la lésion primitive aux différents stades de son évolution(2).

Si le ganglion est bien le foyer primitif de la lésion, il
est bien évident que lui seul doit régler la distribution de
l'éruption, et que le territoire qu'elle occupe ne peut dépendre que de domaines radiculaires.

---

(1) HEAD et W. CAMPBELL. — *Brain*, 1900. (Autumn.) — The patho-
logy of herpes zoster and its bearing on sensory localisation.

(2) Il s'agit, d'après ces auteurs, d'une inflammation aiguë, localisée
dans une portion du parenchyme ganglionnaire. On y rencontre
une infiltration abondante de petites cellules rondes dans le tissu
interstitiel, et des foyers hémorrhagiques au centre desquels les
cellules ganglionnaires sont absolument détruites. Plus tard la sclérose succède à ces altérations.

Mais pourquoi, objectera-t-on, l'éruption ne se cantonne-t-elle pas alors sur le trajet d'une ou plusieurs racines connues ? La réponse est dans la localisation même de la lésion, qui, d'après les auteurs anglais, siège dans une série de ganglions superposés et n'affecte qu'une portion de chacun d'eux. A cette localisation diffuse ne peut évidemment répondre une répartition typique de l'éruption. En somme le seul argument qui portait certains auteurs à faire du zona une manifestation spinale, l'atypisme de l'éruption, perd toute sa valeur dès que l'existence de lésions ganglionnaires *multiples et incomplètes* se trouve établie (1), et l'hypothèse doit disparaître devant les faits.

Conclusion. — Que reste-t-il donc des premiers arguments de Head ? — Il reste que les territoires d'hyperesthésie viscérale et ceux de l'éruption zostérienne ne sont généralement pas superposables à un domaine radiculaire déterminé.

On ne peut cependant se défendre de voir entre les figures de Head et celles qui représentent l'innervation radiculaire, tout au moins une grande analogie de formes. Au tronc, zones médullaires et territoires radiculaires sont à peu près parallèles aux espaces intercostaux ; aux membres supérieurs et inférieurs, ils dessinent de longues bandes parallèles à l'axe du membre. De l'aveu même de Head (2),

_____

(1) La preuve indirecte de l'origine spinale du zona résidait surtout pour certains auteurs, dans la difficulté d'admettre une lésion qui affecterait systématiquement et simultanément une source de ganglions superposés : « Il y a là, dit Brissaud, quelque chose de « tellement invraisemblable, qu'on se demande si une lésion spinale « unique, limitée à l'étage de la moelle qui régit cette fraction de « la chaîne ganglionnaire, n'expliquerait pas beaucoup mieux les « choses. » (Brissaud. Leçons sur les maladies nerveuses, t. II, p. 49.)

(1) Head. — *Brain*, 1893.

ces figures « représentent grossièrement la topographie
« régionale des racines postérieures ».

Puisque le caractère essentiel, primitivement invoqué par
Head (absence d'empiètement), n'a plus la portée qu'on lui
avait d'abord accordée, puisque l'étendue des régions d'hyperesthésie ou de l'éruption, est soumise à des facteurs individuels dont nous ne pouvons mesurer l'influence, il est clair que
les zones de Head perdent beaucoup de leur signification physiologique. Tout au moins ne peut-on accepter sans réserves
l'interprétation proposée. — Entre les territoires radiculaires
et médullaires, les distinctions paraissent s'effacer, mais les
analogies subsistent, et en acquièrent une plus grande
valeur.

Enfin, non seulement on ne peut plus faire fond sur le zona
pour faire la preuve d'une topographie médullaire spéciale,
mais par le rapprochement avec les zones d'hyperesthésie
on peut voir à quel point l'analogie entre les manifestations
d'origine spinale (hyperesthésies) et celles d'ordre ganglionnaire et par conséquent radiculaire (zona), peut être
complète.

Il y a donc de fortes présomptions pour que les zones de
Head ne représentent, au fond, qu'une topographie radiculaire déformée, mais encore déchiffrable.

En dernière analyse, les travaux de Head tendent justement à rapprocher les topographies médullaire et radiculaire. Les efforts du savant anglais ne sont donc pas sté-
riles : il a su tirer d'une méthode d'investigation imparfaite
des résultats qui, si on leur donne leur signification véritable, contrôlent de la manière la plus heureuse ceux de ses
concurrents.

III. Les fibres sensitives conservent dans la moelle leurs rapports radiculaires.

Si la preuve d'un groupement sensitif médullaire n'est pas donnée, la segmentation de la moelle en étages radiculaires semble en revanche bien établie par l'étude de toutes les anesthésies d'origine spinale. Presque toujours en effet, qu'il s'agisse de lésions transverses ou de lésions limitées à l'axe gris, on voit l'anesthésie affecter le même type topographique qui appartient aux lésions radiculaires pures.

Pour les lésions transverses d'origine traumatique (luxations, fractures de la colonne vertébrale, etc.), le fait a été l'objet de démonstrations assez répétées de la part surtout des chirurgiens anglais, pour que nous croyons inutile d'y insister.

La même topographie se rencontre encore dans les compressions par exsudats méningés, tumeurs, mal de Pott.

Les lésions destructives limitées à la substance grise se comportent de la même façon: la syringomyélie en est un exemple.

L'hématomyélie plaide dans le même sens. Un fait rapporté par M. Dejerine (1) est particulièrement démonstratif. Il s'agissait d'un malade frappé de paraplégie à la suite d'une fracture du rachis, datant de 27 ans. Dans les dernières années de la vie, l'anesthésie, totale au-dessous de l'ombilic, dissociée au-dessus, se limitait dans la partie

---

(1) DEJERINE. — *Revue neurologique*, 1899, p. 518. — Sur l'existence de troubles de la sensibilité à topographie radiculaire dans un cas de lésion circonscrite de la corne postérieure, voir aussi *Séméiolog.*, p. 972.

supérieure du corps, à la moitié droite du thorax, jusqu'un peu au-dessous de la clavicule, et à la face interne du membre supérieur droit. Elle s'avançait donc jusqu'au territoire de la 7e racine cervicale.

Or l'autopsie démontra, notamment, l'existence d'une cavité ayant complétement détruit la base de la corne postérieure

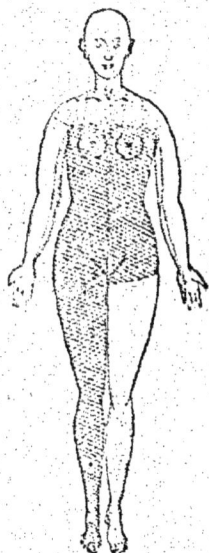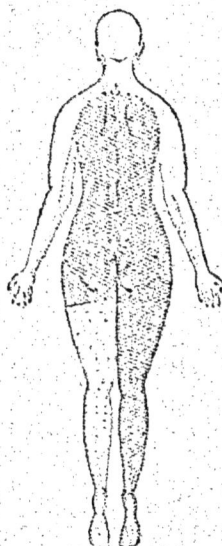

Fig. 31.   Fig. 32.

Berth... *Hématomyélie avec syndrome Brown-Séquard*

(Fig. empruntées à la *Séméiologie des maladies nerveuses* de M. Dejerine).

Les hachures indiquent l'anesthésie dissociée, le pointillé marque des zones d'hyperesthésie.

droite de la 9e à la 1re racine dorsale, et, au niveau de la 8e et de la 7e cervicale, ayant séparé sans la détruire, la corne postérieure de la corne antérieure.

Il est donc établi : « qu'une anesthésie à distribution radi-

« culaire peut être la conséquence d'une lésion centrale et
« limitée des cornes postérieures ».

Un cas d'hématomyélie spontanée (obs. X) que nous avons
pu observer dans le service de M. Dejerine n'est pas moins
intéressant à ce point de vue. La limite supérieure de l'anesthésie dissociée y est nettement radiculaire, ainsi que l'indiquent les schémas ci dessus (fig. 31 et 32).

Le rapprochement de ces différents faits implique inévitablement une conclusion anatomique qui répond à la question que nous posions au début de ce chapitre. Non, les
fibres radiculaires postérieures ne se groupent pas dans la
moelle de façon à créer des centres particuliers et une représentation sensitive nouvelle. Elles y conservent au contraire leurs rapports mutuels et lorsqu'elles viennent à y
être détruites, l'anesthésie a les mêmes caractères topogra-
phiques que celle qui résulte des lésions radiculaires pures.

Il semble qu'il y ait entre ces déductions cliniques et
les données anatomiques pures une sorte de contradiction à signaler. En effet, si l'anesthésie des lésions spinales se limite si nettement à des territoires radiculaires, c'est qu'il y aurait, dans la moelle, entre les portions
où aboutissent les différentes racines, une démarcation aussi
nette qu'entre les racines elles-mêmes avant leur pénétration. Or, ne résulte-t-il pas de ce que nous avons dit plus
haut de la terminaison des racines dans la moelle, que chaque racine se termine dans plusieurs segments, et qu'un
segment spinal contient, par suite, des fibres appartenant à
plusieurs racines ?

Cela est à la vérité parfaitement exact, mais il faut
remarquer que chaque étage de la moelle ne reçoit guère
la terminaison que des fibres provenant des racines du

même niveau ou d'un niveau immédiatement sous-jacent (1). En sorte que la destruction de la moelle à un étage donné, ne peut entraîner l'abolition de la sensibilité que dans le domaine des racines de même niveau et de niveau sous-jacent ; qu'il s'agisse de lésion transverse, ou de lésions localisées à la substance grise, la région anesthésique respectera le domaine des racines qui émergent *au-dessus* de la lésion ; elle aura pour limite supérieure la limite supérieure du département cutané innervé par la racine correspondante.

On voit que la contradiction n'est qu'apparente entre les notions anatomiques reçues et les résultats de la clinique. *En réalité, les fibres radiculaires conservent à peu près dans la moelle leurs rapports préétablis.*

IV. Application à la syringomyélie. — Difficultés secondaires d'interprétation.—Réserves à garder.

Voici donc résolue pratiquement et théoriquement la question de topographie. On voit que les anesthésies médullaires obéissent dans leur répartition à une règle constante dont la syringomyélie n'est qu'un cas particulier. Il n'est pas nécessaire d'insister sur le mécanisme général d'envahissement et de développement de l'anesthésie syringomyélique.

Il reste un certain nombre de points d'interprétation plus délicate et dont nous devons dire quelques mots.

---

(1) Cela est la conséquence même de la division des fibres radiculaires dans la moelle en une *branche ascendante* qui contient des fibres courtes et moyennes et une *branche descendante* très courte, n'ayant pas la longueur d'un segment.

1°. — Il est assez curieux de voir parfois les symptômes de
la syringomyélie se limiter rigoureusement à un côté du
corps. On a cité quelques cas de ce genre. Nous en rap-
portons ici une observation nouvelle (Obs. V). En ce cas
une moitié seule de la moelle est atteinte, et c'est la moitié
homologue aux troubles moteurs, sensitifs et trophiques.

Est-il admissible que dans certains cas une lésion unilatérale puisse donner lieu à une thermo-analgésie bilatérale? M. Laehr (1), Brissaud (2), ont soutenu cette thèse.
Pour ce dernier auteur, c'est en détruisant, par suite de son
extension en dehors de la substance grise, les fibres croisées
du deutoneurone sensitif (fibres thermiques et douloureuses),
que la gliomatose entraîne une thermo-analgésie croisée
secondaire. A l'appui de cette opinion M. Brissaud cite
un cas de syringomyélie unilatérale, de MM. Dejerine et
Sottas (3), où l'anesthésie dissociée était bilatérale, bien
que le gliome n'occupât que la moitié droite de la moelle
épinière. Mais Dejerine et Thomas ont, par la suite, critiqué
l'interprétation du fait ; ils ont fait remarquer qu'ici en particulier, « les cordons latéraux, du côté de la lésion, n'étaient
« nullement atteints primitivement ou secondairement, et
« ce n'est pas par une extension du gliome de ce côté que
« l'on pouvait expliquer la thermo-analgésie croisée ». Il
existait d'ailleurs dans la région cervicale un prolongement
de la lésion qui avait comprimé la base de la corne postérieure *gauche*, et ne pouvait être négligé dans l'interprétation du fait.

(1) M. Laehr. — *Loc. cit.*
(2) Brissaud. — Leçons sur les mal. nerv, t. ii. p. 255.
(3) Dejerine et Sottas. — *Société de biologie.* 1892. Sur un cas
de syringomyélie unilatérale et à début tardif, suivie d'autopsie.

Nous ne pouvons donc en l'absence d'observations positives souscrire à l'opinion de cet auteur, et jusqu'à plus ample informé, nous croyons qu'il faut regarder l'anesthésie syringomyélique comme l'expression d'une altération de la substance grise du côté homonyme.

2°. — En second lieu, l'étendue de la thermo-analgésie n'est pas corrélative de la hauteur de la lésion. D'un côté les cas de syringomyélie n'ayant donné lieu pendant la vie à aucun trouble de la sensibilité ; de l'autre les cas où une lésion limitée s'est accompagnée d'anesthésie étendue, defient toute explication.

Ces anomalies, dûment constatées, montrent que nous ignorons quelques-uns des facteurs de l'anesthésie syringomyélique. Et nous ne pouvons en effet apprécier ni la mesure exacte dans laquelle la lésion retentit sur les conducteurs nerveux, ni les effets dynamiques qui se mêlent presque fatalement aux manifestations de la destruction organique, ni les conséquences d'une régénération possible des fibres, etc. Trop d'inconnues en un mot, se mêlent aux données du problème pour qu'on ait le droit de croire à une relation invariable entre l'étendue de l'anesthésie et celle de la lésion.

3°.— Enfin, à supposer même qu'on n'ait pas à compter avec ces causes d'erreur, l'on ne connaîtrait encore que d'une façon assez superficielle les relations de la moelle avec la périphérie. Car il est par trop schématique de diviser la moelle en segments fictifs reliés chacun avec une racine et un territoire radiculaire. Il y a continuité absolue entre ces différents segments, et les fibres radiculaires s'y terminent de façon *ininterrompue*, tandis qu'en abordant la moelle elles pénètrent par les racines à intervalles distants, bien isolées et

— 120 —

groupées. Il ne peut donc y avoir la même démarcation
entre ces fibres au niveau de leur terminaison qu'à leur
entrée dans la moelle, et les différents étages médullaires
n'ont pas de limitation nette.

Par suite, on ne peut dire avec rigueur qu'un segment
médullaire individualise *une* racine et son département
cutané puisque, outre les fibres de même niveau, il reçoit
des fibres radiculaires ayant pénétré un peu au-dessous.

La destruction d'un segment n'équivaut pas rigoureusement à celle de la racine correspondante, ainsi que
tendent à le démontrer quelques faits : le principal
caractère de la distribution radiculaire est l'*empiètement*. Or il semble que lorsqu'il s'agit de lésions
médullaires, l'empiètement soit beaucoup moins prononcé.
Thorburn (1) fit cette remarque pour les lésions traumatiques. Head vit dans le défaut d'empiètement un caractère
distinctif de la topographie médullaire.

En résumé il n'est pas encore possible d'assimiler entièrement les effets de la section des racines à ceux de la
destruction de la moelle.

Nous avons essayé de faire voir quels points sont
encore à élucider. D'une façon générale il faut reconnaître
que, si l'étendue de l'anesthésie fournit des points de repère
précieux pour l'évaluation de la lésion, elle ne peut en tous
cas constituer qu'une base approximative ; il est sage d'apporter certaines restrictions, et d'attendre que la méthode
anatomo-clinique nous ait fixés sur plusieurs points en
litige.

_____

(1) THORBURN. — *Brain*, 1893. The sensory distribution of spinal
nerves.

CONCLUSIONS

1° *Les deux principales tentatives faites en vue de prou-ver que la moelle est le siège d'un nouveau groupement des fibres sensitives, sont l'une et l'autre mal fondées. Loin d'atteindre leur but, elles n'ont réussi qu'à fournir des arguments favorables à l'opinion contraire.*

2° *L'étude clinique des hyperesthésies et des anesthésies médullaires, n'établit pas qu'elles aient une topographie essentiellement distincte de celle des lésions radiculaires.*

L'anesthésie syringomyélique met particulièrement en relief dans sa forme et son évolution générale, le type radiculaire.

3° *Peut-être existe-t-il entre les anesthésies par lésions de la moelle ou des racines quelques divergences de détail propres à manifester leur origine, mais ces caractères sont quant à présent encore mal connus, et l'on ne peut faire fond, pour poser un diagnostic, sur la répartition de l'anesthésie.*

4° *Le mécanisme général de la disposition et du déve-loppement de l'anesthésie syringomyélique s'explique aisément sans qu'il soit besoin de modifier en rien les données anatomiques reçues.*

5° L'on peut admettre **en principe** que dans la syringomyélie l'étendue des régions anesthésiques est proportionnelle à celle des lésions. Mais la règle se trouve souvent en défaut. L'anesthésie syringomyélique est en effet soumise pour une large part à des perturbations d'ordre dynamique, qui échappent à notre contrôle. Elle n'offre pas encore une base certaine d'évaluation des lésions.

TROISIÈME PARTIE

ANATOMIE PATHOLOGIQUE

PATHOGÉNIE

CHAPITRE I

ANATOMIE PATHOLOGIQUE

A la forme commune de syringomyélie, dont l'évolution lente et chronique est bien connue, répond habituellement à l'autopsie, un ensemble de lésions dont il ne nous paraît pas utile de rappeler la description macroscopique.

La moelle est, comme on sait, creusée d'une ou de plusieurs cavités qui s'étendent sur la plus grande partie de sa hauteur et se localisent de préférence dans la région centrale rétro-épendymaire, et dans les cornes postérieures. Bien que la structure histologique puisse revêtir des formes différentes, nous essayerons dans une description d'ensemble, d'en présenter les caractères habituels.

ÉLÉMENTS CONSTITUTIFS DE LA LÉSION

Les lésions essentielles sont limitées en général autour d'une cavité de forme et d'étendue variables, dont elles constituent les parois. A sa période d'état, la paroi forme une sorte d'anneau, de virole de tissu névroglique compact, séparant la cavité des parties saines de la moelle. Elle mérite d'être étudiée avec détail, car à elle seule elle résume en quelque sorte toute la lésion.

A sa périphérie, tantôt elle naît presque sans transition, elle est presque *isolable*, tantôt elle s'infiltre au milieu des tissus, et se prolonge d'une façon diffuse.

Son épaisseur est variable : parfois réduite à une simple bande, d'aspect cicatriciel, pseudo-kystique, entourant une vaste cavité centrale, elle acquiert en d'autres cas une largeur beaucoup plus considérable, hors de proportion avec la surface de la cavité.

Les éléments qui entrent dans sa constitution doivent être envisagés isolément. Nous passerons successivement en revue : *la névroglie, les vaisseaux, le tissu conjonctif les éléments nobles.*

1. **Névroglie.** — La majeure partie de la paroi est formée d'éléments névrogliques, *cellules* ou *fibrilles*.

Les *cellules* s'y rencontrent sous leurs aspects habituels : cellules à corps arrondi, dont le noyau intensivement coloré est presque seul distinct ; cellules en araignée avec un chevelu de prolongements fibrillaires. Elles sont disséminées, d'abondance variable suivant les cas.

Mais ce sont presque toujours les *fibrilles* qui prédominent. Elles se disposent sur plusieurs plans : les unes, transversales, forment un feutrage circulaire épais, les autres, longitudinales, les plus nombreuses, s'entremêlent aux précédentes.

Leur taille et leur configuration sont à peu près normales ; quelques-unes, plus épaisses et plus volumineuses, s'enroulent sur elles-mêmes comme des « paquets d'étoupe » (Bruhl).

D'une façon générale, les fibrilles névrogliques, assez

lâches à la périphérie de la paroi, se condensent à sa partie moyenne et se tassent plus fortement encore vers le bord, en une sorte de bandelette qui se teinte énergiquement.

L'hyperplasie des éléments névrogliques, quel que soit son point de départ, est surtout manifeste à la périphérie de la paroi : refoulés progressivement à sa partie moyenne, puis vers le centre, ceux-ci cessent de végéter, et subissent bientôt des altérations variées. Tantôt, il ne se produit au voisinage des bords qu'une simple raréfaction des fibrilles ; la paroi à ce niveau devient moins dense, s'éclaircit, mais les fibrilles, n'ayant rien perdu de leur netteté, forment un élégant réseau à la limite même de la cavité. Tantôt au contraire, sous l'influence sans doute de la compression mécanique exercée d'une part par les tissus hyperplasiés, de l'autre par le liquide intra-cavitaire, les éléments névrogliques tassés, forment une membrane compacte, intensivement colorée.

D'autres fois se manifestent des altérations plus profondes qui aboutissent à la destruction de la névroglie. Celle-ci peut se fragmenter, et se résoudre en débris granuleux (*désintégration granuleuse*) ; elle peut prendre en bloc un aspect amorphe, homogène, par places vitreux. C'est alors la *dégénérescence hyaline*.

Cette évolution est fort variable ; et selon l'activité de l'hyperplasie névroglique, selon l'acuité des modifications destructives qui interviennent, le processus prend une allure différente, et réalise dans chaque cas un aspect particulier.

2. *Vaisseaux.* — Les vaisseaux subissent, dans l'immense majorité des cas, des altérations prononcées. Les lésions vasculaires se voient non seulement dans l'épaisseur

de la paroi, mais aussi quelquefois en dehors d'elle, dans les tissus environnants (Joffroy et Achard).

Les artères peuvent être altérées dès leur entrée dans la moelle (Schlesinger). Leur tunique adventice est extrêmement épaissie ; leur tunique moyenne est souvent infiltrée de substance hyaline ; l'endartère, généralement moins atteint, peut cependant végéter. Ces lésions déterminent à la longue l'oblitération du vaisseau par accolement de ses parois, et sur une certaine longueur le vaisseau se réduit alors à un gros tractus fibreux. L'obstruction peut aussi résulter de la formation dans sa lumière d'un thrombus vitreux.

Les parois vasculaires devenues d'une fragilité anormale peuvent se rompre par endroits, donnant lieu à des hémorrhagies locales qui désorganisent les tissus.

La répartition de ces lésions est fort inégale : un même vaisseau, vu dans sa longueur, subit par places des altérations plus ou moins marquées, et présente à courte distance des changements de calibre.

Enfin, et marchant de pair, de nouveaux vaisseaux prennent naissance ; ils sont pour la plupart perméables et bien calibrés et viennent, semble-t-il, atténuer dans une large mesure les effets des lésions précédentes.

3. *Tissu conjonctif.* — Les parois de la cavité ne sont pas dépourvues de tissu conjonctif. L'abondance et l'épaississement des vaisseaux expliquent la présence et le développement, parfois considérable, de cet élément. C'est en effet surtout des parois vasculaires que dérivent ici les faisceaux conjonctifs.

Cette origine nous a paru dans quelques cas tout à fait évidente. De la tunique adventice épaisse d'une artère, on voit parfois se détacher des feuillets conjonctifs stratifiés qui se massent dans le voisinage du vaisseau ; ailleurs, un vaisseau oblitéré figure lui-même un gros tractus conjonctif.

On a décrit, au voisinage des bords, une membrane sinueuse, gaufrée, qui dans certains cas limite de toutes parts la cavité. Entre les sinuosités qu'elle présente s'enfoncent des paquets de fibrilles névrogliques qui s'implantent sur elle. L'aspect papillaire qui en résulte a été bien décrit et figuré dans la thèse de Critzman. La figure 33 montre cette

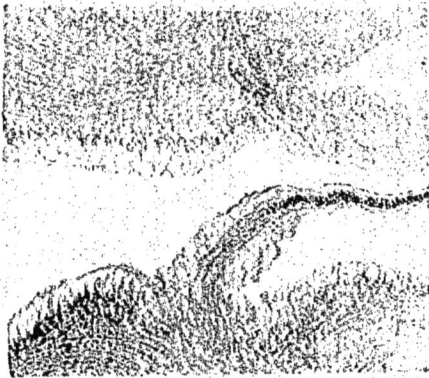

Fig. 33.
Dumay. *Région dorsale*.
(Coloration au picro-carmin. Zeiss. Obj. C. Oc. 2.)
Cavité syringomyélique bordée d'une membrane conjonctive gaufrée qui présente un aspect papilliforme.
Au niveau de la paroi inférieure, la membrane se réfléchit sur un petit vaisseau qui pénètre dans la cavité même. Il y a continuité entre la paroi vasculaire et la membrane sinueuse.

disposition. La nature conjonctive de cette membrane, bien qu'elle ait été contestée, nous paraît indiscutable. Mais quelle est alors sa provenance, et comment se forme-t-elle ? Sur ces points qui ne semblaient pas jusqu'ici bien fixés, nous croyons pouvoir répondre catégoriquement. Elle dérive presque toujours directement des vaisseaux ; et certaines figures sont concluantes à cet égard.

C'est ainsi qu'on peut voir souvent une grosse artère sinueuse, à parois plus ou moins épaissies, contourner les bords de la cavité dont elle n'est séparée que par un tissu en voie de destruction (fig. 34). Lorsqu'a lieu la chute de cette fragile bordure, c'est le vaisseau même qui se trouve limiter la cavité. Or, sous l'influence des altérations dont il est le siège, et peut-être aussi de la compression que subissent ses parois, celles-ci ne vont pas tarder à s'accoler, ce qui transforme le vaisseau en une bandelette fibreuse pleine, conservant la forme et le trajet primitifs ; en quelques points l'occlusion incomplète du vaisseau et la persistance de globules sanguins, lèvent tous les doutes : la membrane péricavitaire n'est bien réellement qu'un tractus conjonctif d'origine vasculaire.

Mais comment les vaisseaux, qui sont en nombre restreint, peuvent-ils fournir une membrane si développée, et étalée parfois sur une hauteur considérable ?

Il faut voir en plusieurs causes l'explication de ce fait. D'abord les vaisseaux sont parfois extrêmement abondants ; puis ils résistent beaucoup mieux que les éléments nerveux au processus destructif ; en sorte que, une fois oblitérés, ils peuvent, même atteints de dégénérescence hyaline, subsister longtemps dans cet état. A mesure que la cavité s'agrandit, de nouveaux vaisseaux subissent les mêmes transformations et se tassent contre les premiers. Il est probable que l'agglomération de ces tractus conjonctifs finit par les souder entre eux et par créer une véritable membrane continue.

C'est ainsi, du moins, que nous concevons la genèse de la membrane limitante.

4. Eléments nobles. — Les cellules et les fibres nerveuses subissent aussi les effets de la lésion.

Les altérations des *cellules* sont mal connues. Il est certain que lorsqu'elles sont comprises dans le foyer, elles sont détruites et disparaissent. Mais en dehors de cette éventualité, il est probable qu'elles sont toujours atteintes,

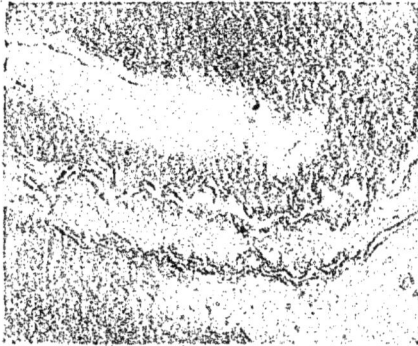

FIG. 31.

GUILLEM...

(Coloration au picro-carmin, Zeiss. Obj. D, Oc. 2.)

Un vaisseau contourne le bord de la cavité ; des faisceaux conjonctifs dissociés émanent de sa tunique externe ; quelques-uns vont jusqu'au bord de la cavité.

au moins fonctionnellement ; c'est du moins ce que permettent de supposer les troubles trophiques, notamment les atrophies musculaires, constantes dès le début de la maladie.

Nous sommes mieux renseignés sur les modifications des *fibres nerveuses*.

A la périphérie, elles sont refoulées, comprimées, désorientées ; certaines deviennent variqueuses et moniliformes ; leurs cylindraxes présentent des altérations irritatives manifestes (hypertrophie, aspect fibrillaire).

Dans l'épaisseur de la paroi, elles semblent avoir disparu ; en tous cas si l'on étudie leurs parties constituantes, gaine et cylindraxe, on y remarque des altérations profondes.

Les *gaines myéliniques* ne s'imprègnent plus en brun par le séjour dans le bichromate, elles ne restent plus colorées par la méthode de Weigert-Pal ; elles ne se teintent plus en noir par l'acide osmique (méthode d'Azoulay), ni en jaune par l'acide picrique. Leurs réactions histo-chimiques habituelles ont donc entièrement disparu.

Cependant il ne faut pas se hâter d'en conclure à leur destruction précoce, et l'examen direct des coupes montre que dans les interstices de la névroglie, il subsiste un certain nombre de fibres reconnaissables. Leur gaine a perdu son éclat et la netteté de ses contours ; elle a pris l'aspect d'une petite vésicule trouble, et légèrement granuleuse, au milieu de laquelle un cylindraxe est encore visible. A un stade plus avancé, la gaine se morcelle et se désagrège, ou bien est atteinte avec son contenu par la dégénérescence hyaline.

Que devient le *cylindraxe ?* Il y a lieu de penser qu'il subit des altérations parallèles, et qu'il se fragmente et se réduit en granulations dans sa gaine, à moins qu'il ne soit transformé en cylindre hyalin. Cependant, à défaut de procédé de coloration élective, l'on ne saurait, à supposer qu'il subsiste à l'état nu, le distinguer au milieu des fibrilles névrogliques.

De toutes façons, on voit que les éléments parenchymateux, s'ils doivent disparaître, ne le font que peu à peu et que

leurs altérations évoluent beaucoup plus sourdement que
ne semblent l'indiquer l'application de certaines méthodes
et la perte rapide des réactions histo-chimiques.

Si l'on examine comparativement la périphérie et le voisinage de la cavité, on voit se succéder et évoluer ces différentes phases, qu'il est relativement facile de déterminer,
grâce aux figures de transition entre les fibres saines et les
fibres anormales.

Leur disparition finale, quel qu'en soit le mode, laisse au
milieu des tissus des fentes et des lacunes qui contribuent
pour leur part à l'agrandissement de la cavité centrale.

Régénération des fibres nerveuses

A côté des altérations destructives des fibres nerveuses,
nous devons dire quelques mots des phénomènes de régénération dont la moelle peut être le siège. Cette question
est encore aujourd'hui bien obscure, et l'on ne sait à peu
près rien du mécanisme et de la signification de ces phénomènes. Toutefois, ce que l'on peut avancer, c'est que la
moelle syringomyélique est par excellence le terrain de développement des *névromes de régénération*. Ces productions
sont d'ailleurs fort rares. On n'en peut guère relever que 8 cas,
presque tous observés dans la syringomyélie. Ils sont rap-
portés par Raymond (1), Schlesinger (2), Seybel (3),
Saxer (4), Heverroch (5), Bichofswerder (6).

(1) RAYMOND. — *Archives de Neurologie*, 1893, n° 26.
(2) SCHLESINGER. — *Travaux du laborat. d'Obersteiner*, 1895.
(3) SEYBEL. — *Inaug. dissert.*, Fribourg, 1891.
(4) SAXER. — *Zieglers Beitrage*, t. xx.
(5) HEVERROCH. — *Revue neurolog.*, Paris, 1900. Tumeurs de la
moelle épinière dans un cas de syringomyélie.
(6) BICHOFSWERDER. — *Revue Neurol.*, 1901. Névromes intra-médul-
laires dans deux cas de syringomyélie avec mains succulentes.

Voici les caractères généraux sous lesquels ils se présentent : ce sont de petits nodules arrondis, de taille
variable, mais de dimensions généralement microscopi-
ques. Ils siègent surtout dans la portion cervicale de la
moelle, et se localisent avec prédilection dans sa moitié
antérieure. C'est dans le sillon antérieur, la région commissurale antérieure, le faisceau fondamental antérieur, qu'on
les a rencontrés le plus souvent.

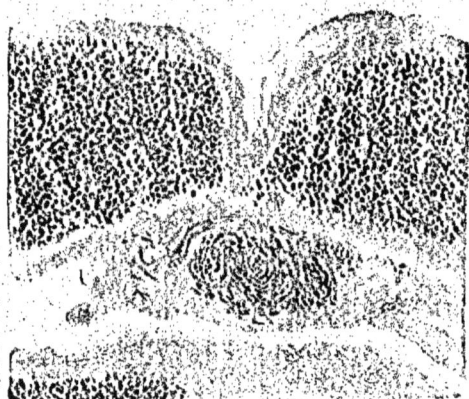

Fig. 35.
Durham, Région cervicale.
Coloration au Pal et au picro-carmin, Zeiss, Obj. C, Oc. 2.)
Névrome de régénération situé derrière le sillon antérieur.

Chaque névrome est constitué par des fibres nerveuses
orientées en différents sens, les unes longitudinales, d'autres
obliques, d'autres transversales ; et leur aspect enchevêtré
et pelotonné permet de les reconnaître facilement. A son
centre on trouve parfois la coupe d'un vaisseau normal.

La coloration par la méthode de Pal montre que les
fibres nerveuses sont fines ; qu'elles possèdent une gaine
de myéline assez réduite mais se teintant fortement par
l'hématoxyline. Sur des coupes colorées au picro-carmin,

on voit au centre de la fibre un fin cylindraxe. Enfin elles sont entourées parfois d'une gaine de Schwann.

En somme la disposition nodulaire, l'orientation des fibres, leur finesse, leur affinité pour les réactifs colorants, donnent aux névromes médullaires un aspect caractéristique.

Nous avons pu rencontrer des névromes dans trois cas de syringomyélie. Dans les deux premiers, ils étaient à la vérité peu nombreux, et se cantonnaient dans la région cervicale. Les figures reproduites ci-contre permettent de voir leur siège, leurs rapports et leur configuration. Dans la fig. 35, le névrome occupe l'une des régions de prédilection; il a les caractères habituels que nous avons décrits. Dans la fig. 36, le cas présentait certaines particularités. La cavité est réduite à une large fente transversale, et sa paroi antérieure est tapissée partiellement (partie médiane) d'un revêtement épithélial cylindrique. Les névromes siègent en bordure de la paroi, à moitié contenus dans la cavité même. On remarquera (fig. 37) l'abondance des noyaux conjonctifs qui appartiennent probablement à une membrane de Schwann.

Dans un troisième cas, où la moelle avait été débitée en coupes sériées sur une grande partie de sa hauteur, les névromes sont extrêmement nombreux, ils se rencontrent dans toute la région cervicale et une grande partie de la région dorsale (jusqu'à la huitième racine dorsale). Mais c'est dans la portion cervicale de la moelle (cinquième à septième racine cervicale) qu'ils atteignent leur plus grand développement. Les plus volumineux siègent au voisinage du sillon antérieur et dans l'épaisseur du tractus conjonctif qui y pénètre; d'autres occupent la région du faisceau fondamental antérieur; mais la plupart sont inclus dans l'épais-

scur de la paroi ; quelques-uns même sont dans l'inté-
rieur de la cavité.

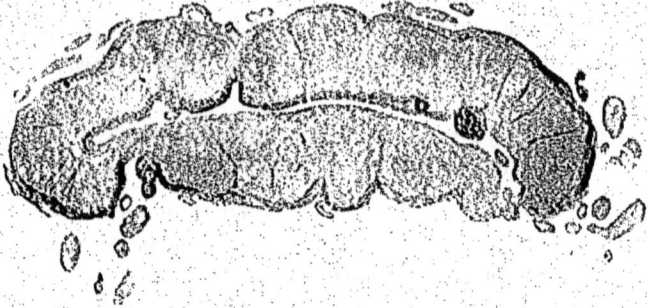

FIG. 36
Syringomyélie (Cas de BRUHL). *Région cervicale.*
(Coloration à l'hématoxyline-éosine, Zeiss, Obj. 00, Oc. 2.)

Il existe un gros névrome dans la partie droite de la figure, au
niveau de la paroi antérieure de la cavité.
Un second, plus petit, est situé un peu à gauche du premier.
On remarquera la déformation et l'asymétrie de la moelle dont
l'une des moitiés latérales est sensiblement plus développée que
l'autre.
A sa partie antérieure et médiane, la cavité est revêtue d'une couche d'épithélium cylindrique.

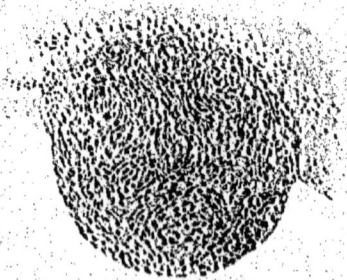

FIG. 37.
*Même coupe que ci-dessus. Aspect du névrome, à un plus fort
grossissement.*

La coloration par l'hématoxyline a mis surtout en relief les noyaux
de tissu conjonctif, disposés dans le même sens que les fibres et faisant partie d'une gaine de Schwann.

Leur volume est inégal ; ils sont toujours faciles à voir
au microscope, mais il en est qui dépassent de beaucoup les
proportions habituelles et dont le diamètre peut excéder
2 millimètres. Ce sont surtout ceux du sillon antérieur et
du faisceau fondamental antérieur. On peut se rendre
compte d'après la fig. 38 de leur répartition générale.

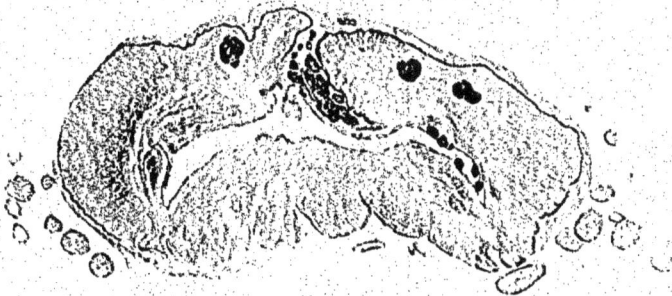

Fig. 38.

FvÉ. Coupe au niveau de la 7e cervicale.

(Coloration au picro-carmin, Zeiss. Obj. 00, Oc. 2.)
Configuration générale et répartition des névromes.

Leur structure est celle que nous avons décrite ci-dessus,
toutefois nous désirons mettre en relief quelques détails.

D'abord ils se détachent nettement des tissus sans inter-
position de coque ou d'enveloppe conjonctive. Les fibres
qui entrent dans leur constitution ne possèdent pas d'ailleurs
de membrane de Schwann. Quelques-uns contiennent en
leur centre un vaisseau ; d'autres sont en relation avec une
artériole en quelque point de leur périphérie. Enfin, à côté
des névromes bien isolés, et nodulaires, on peut voir des
amas plus petits de fibres régénérées, qui se groupent de
façon moins régulière ; d'aucuns s'étendent le long de la
paroi, *en bordure même de la cavité* ; d'autres forment des
traînées réunissant deux névromes distants.

La figure 39 représente l'aspect histologique d'un volumineux névrome prolongé à sa partie inférieure par des amas de fibres de même nature.

Deux points surtout nous paraissent mériter ici de fixer l'attention :

C'est d'abord leur localisation dans des régions complètement désorganisées, parfois au milieu de masses hyalines ; et à la limite de la cavité ; cette constatation ne cadre guère avec les idées actuelles qui subordonnent la désorganisation des tissus aux troubles nutritifs engendrés par les altérations vasculaires. Si l'insuffisance circulatoire n'est pas un obstacle au développement actif de nouveaux éléments nerveux, on conçoit difficilement qu'elle puisse être une cause de destruction des tissus.

Puis c'est l'existence de ces amas de fibres nouvelles, ne présentant pas le groupement nodulaire. Ce fait permet de se demander si l'agglomération en névromes proprement dits est bien le seul aspect sous lequel peuvent se disposer les fibres régénérées. Ne peuvent-elles, au lieu d'affecter cette forme et cette orientation caractéristiques, se disséminer simplement au milieu des fibres anciennes et passer ainsi inaperçues ? Mais c'est là une question que nous ne pouvons que soulever une fois de plus, les moyens de la résoudre faisant encore défaut.

En tous cas, la néoformation de fibres nerveuses dans la moelle est un phénomène qui nous paraît *moins rare qu'on ne pense*. Il nous a suffi de le rechercher attentivement dans quelques cas de syringomyélie pour en trouver trois nouveaux exemples démonstratifs.

CARACTÈRES GÉNÉRAUX DES LÉSIONS.

Si, après avoir analysé les diverses altérations qui font partie de la lésion syringomyélique, l'on essaye d'en dégager les caractères généraux et communs, il est, ce nous semble, assez facile de les ramener à deux types géné-

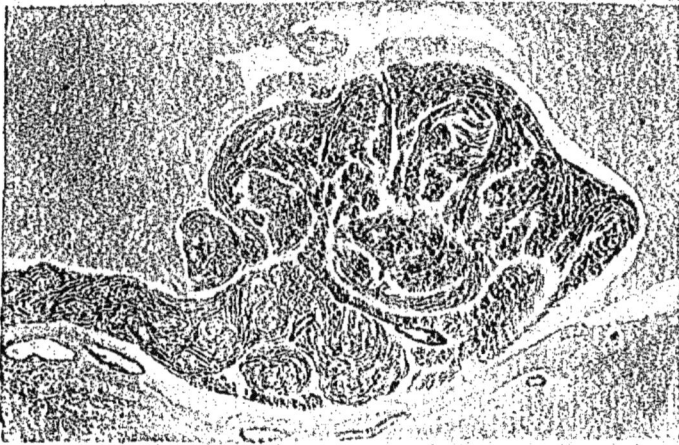

Fig. 39.

Fig. Coupe au niveau de la 7e cervicale.
(Coloration au picro-carmin. Zeiss, Obj. D, Oc. 2.)

Détails de structure d'un volumineux névrome, situé dans le faisceau fondamental antérieur.

Dans la partie inférieure et gauche de la figure, des amas de petits névromes se groupent en paquets et se disposent en une large bande transversale.

Quelques vaisseaux se répartissent au milieu des fibres néoformées.

raux, qui se trouvent toujours réunis en proportions variables. Il s'agit en effet de lésions *d'ordre irritatif* et *d'ordre destructif*, auxquelles participent, dans une mesure inégale, presque tous les éléments nerveux.

1° **Phénomènes irritatifs.** — La méningite (dont Philippe et Oberthur ont établi la fréquence), les lésions vasculaires, témoignent de l'existence d'un processus inflammatoire chronique. Mais c'est en première ligne, sur *la névroglie* que portent les effets irritatifs. Cette irritation est-elle pourtant comparable à une *réaction inflammatoire banale* aboutissant à une cicatrice ?

Cette opinion fut défendue surtout par Joffroy et Achard (1) ; ces auteurs considèrent les lésions vasculaires comme les premières en date ; sous l'influence de la thrombose artérielle, ou de la stase veineuse, des exsudations œdémateuses se produisent et désorganisent les tissus dans une région donnée. A la périphérie, la névroglie réagit, faisant barrière à l'envahissement, et donne naissance à une paroi secondaire, d'apparence cicatricielle. Ce processus ne peut être mieux comparé qu'à l'enkystement de certains foyers hémorrhagiques.

A cette théorie s'oppose celle soutenue depuis Roth et Schultze, par la majorité des auteurs étrangers, appuyée en France surtout par M. Dejerine (2). Pour toute une École, les cavités syringomyéliques résultent de la *fonte d'une tumeur gliomateuse.*

On a longtemps discuté, sans se mettre d'accord, sur ces deux théories ; les uns, partisans exclusifs de l'une ou de l'autre, les autres plus éclectiques admettant les deux formes

---

(1) Joffroy et Achard. — *Archives de physiologie*, 1887 ;
Archives de médecine expérimentale, 1890. Un cas de maladie de Morvan avec autopsie.
Id. 1891. Syringomyélie non gliomat. assoc. à la mal. de Basedow.
(2) Dejerine. — *Bull. de la Soc. médic. des hôpitaux*, fév. 1889. *Gaz. hebd.*, 1889. *Sem. méd.*, 1889. *Soc. de Biologie*, 1890.

pathogéniques. Nous ne voulons pas reprendre les arguments donnés de part et d'autre en faveur de chaque théorie, mais il n'est guère possible, on le reconnait aujourd'hui, d'assimiler le processus syringomyélique soit à une myélite banale, soit au gliome des centres nerveux.

Toutefois si l'on aborde la question au seul point de vue des faits, on doit, ce nous semble, accepter la réalité des deux formes « myélitique » et « gliomateuse ». Elles répondent bien véritablement à des aspects très différents. En certains cas la cavité semble bien précédée d'un stade de désor-

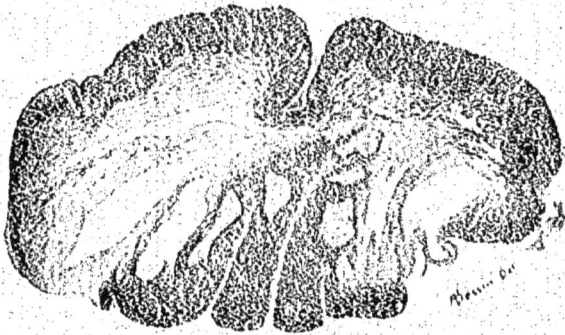

Fig. 40.

BÁLLEYD... 7ᵉ cervicale.
(Méthode de Weigert-Pal, Zeiss, Obj. 00, Oc. 2.)

On voit dans les cordons postérieurs plusieurs gliomes nettement isolés et à peine excavés à leur centre. En d'autres parties de la coupe, des fentes et des cavités plus vastes se sont substituées au tissu médullaire.

ganisation des tissus; l'hyperplasie névroglique est une réaction contingente. D'autre fois on ne peut nier que les nodules gliomateux soient primitifs; leur multiplicité, leur aspect bien limité et bien isolé, leur développement excentrique, leur dégénérescence centrale rappellent assez bien le mode de développement et d'évolution de

certaines tumeurs. C'est ce dernier aspect que représente
la figure 40.

Cependant y a-t-il entre ces deux formes des différences
histologiques essentielles ? Nous ne le croyons pas.

La meilleure preuve qu'il n'y a pas lieu de séparer et
d'individualiser ces deux types, c'est leur coexistence
dans une même moelle, parfois à un même niveau. Cette coïncidence se retrouve dans un cas de Joffroy et Achard(1). Nous
l'avons nous-même notée, et à ce point de vue l'un de nos
faits (voir obs. I) nous semble démonstratif. La cavité syringomyélique qui, dans la région cervicale occupe toute la largeur de la moelle, se limite de plus en plus à un côté, dans
la région dorsale, tandis qu'apparaît dans la moitié opposée
un nodule gliomateux à peine excavé. A ce niveau la grande
cavité présente une paroi mince, granuleuse, pauvre en
névroglie ; le nodule gliomateux est nettement circonscrit
et typique (fig. 41).

En réalité il n'est que le terme d'« inflammation » qui puisse
aujourd'hui être compris d'une manière assez large pour
englober à la fois les deux formes myélitique et gliomateuse.
Ce mot peut s'appliquer aussi bien aux cas où la réaction
névroglique paraît secondaire qu'à ceux où elle domine et
prend le masque d'une véritable tumeur. Joffroy et
Achard (2), puis Philippe et Oberthür (3), ont fait
justement remarquer qu'entre l'inflammation et la tumeur

---

(1) Joffroy et Achard. — *Archives de méd. expérim.*, 1890.

(2) Joffroy et Achard. — *Archives de méd. expérim.*, 1895; p. 48.
Contribution à l'étude de l'inflammation de l'épendyme.

(3) Philippe et Oberthür. — *Archives de médecine expérimentale*,
juillet et septembre 1900. Contribution à l'étude de la syringomyélie
et des autres affections cavitaires de la moelle.

une barrière est peut-être bien artificielle, et que la pathologie viscérale fournit maints exemples de formes intermédiaires (adénomes du sein, de l'estomac, du foie, etc.). —
Selon l'acuité du processus, la réaction individuelle, la durée
de l'affection, on peut concevoir que les aspects histologi-

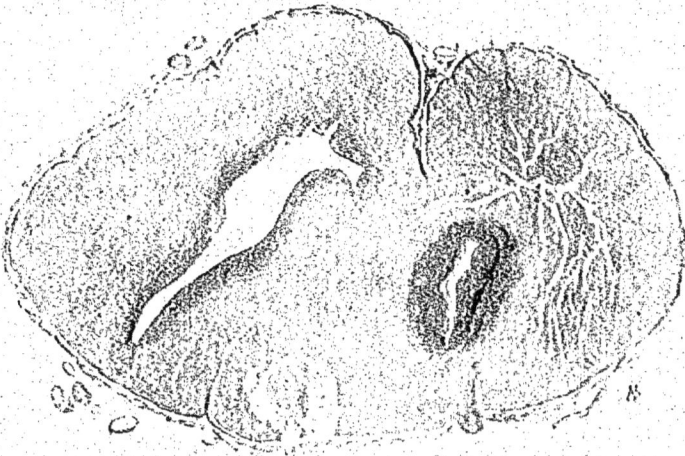

FIG. 41.
Fyè. 10° dorsale.
(Coloration au picro-carmin, Zeiss, Obj. 00, Oc. 2.)

A gauche une cavité en forme de fente, à parois mal délimitées et
pauvres en névroglie. A droite un nodule gliomateux, à parois épaisses, légèrement excavé

ques soient variables, et il est permis de ne voir dans
ces formes que l'on a voulu séparer et individualiser,
que de *simples variétés dues à des réactions différentes
de la névroglie, vis-à-vis d'une cause irritative donnée.*

2° **Phénomènes destructifs.** — A côté des manifestations
irritatives, prennent place dans l'évolution de la lésion, des
phénomènes destructifs, qui ont pour effet la formation et
l'agrandissement des cavités. Tantôt les éléments semblent

se désorganiser lentement, se fragmenter, et se résoudre peu à peu en débris granuleux (désintégration granuleuse). Tantôt intervient un processus bien connu, la *dégénérescence hyaline*, qui frappe indistinctement la névroglie, les fibres nerveuses, les vaisseaux et le tissu conjonctif. Les éléments dégénérés deviennent vitreux, indistincts, et finalement se détachent des tissus voisins, laissant de petites fentes ou des lacunes dont la réunion est la principale cause de développement des cavités. La fig. 42 donne une idée de ce processus. La paroi est ici constituée tout entière par un tissu désorganisé où persistent seulement quelques rares fibres altérées, et des éléments névrogliques indistincts.

Des corpuscules arrondis, d'aspect homogène et réfringent, contenant un noyau fortement teinté, se disséminent dans les tissus ; ils ne tardent pas à s'éliminer, et à leur place se creusent des vacuoles qui, en se réunissant, forment des lacunes irrégulières, toutes prêtes à se joindre à la grande cavité. La signification de ces éléments est encore mal connue ; en raison de leur taille ils ne rappellent ni la morphologie des cylindraxes, ni celle des cellules névrogliques ; peut-être ne sont-ils simplement que des blocs de tissus dégénérés au centre desquels est venu se loger un noyau névroglique.

En d'autres circonstances la transformation hyaline frappe d'un seul coup de vastes nappes de tissu nerveux et aux confins de la cavité de larges placards se constituent qui, à un moment donné, se détachent et augmentent d'autant la perte de substance.

La cavité syringomyélique, résultat de la mortification de ces tissus pathologiques, est remplie d'un liquide louche, parfois de teinte foncée qui s'écoule à l'incision de la moelle. Elle contient aussi des lambeaux de tissu nerveux entraînés par l'élimination de la substance hyaline, et attenant quelquefois encore à la paroi par un court pédicule.

Sur des pièces durcies elle paraît parfois comblée d'un exsudat amorphe détaché des bords, et emprisonnant quel-

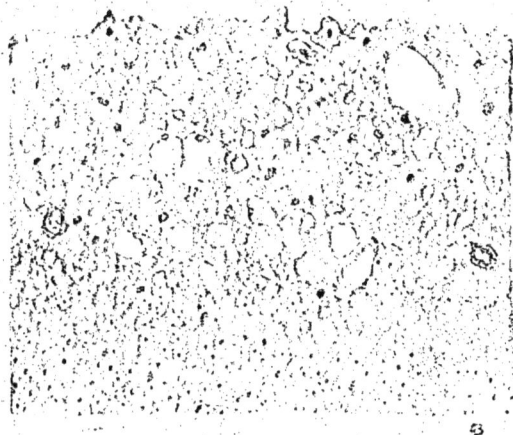

Fig. 42.

FVÉ. 10e dorsale.

(Coloration à la fuchsine acide, décoloration à l'alcool picrique, Zeiss, Obj. E, Oc. 2.)

Une portion de la paroi, en voie de désorganisation. On y peut saisir le processus destructif. De nombreux globes hyalins se disséminent dans la paroi. En plusieurs points se sont déjà creusées des lacunes ; quelques fibres nerveuses subsistent plus ou moins altérées.

ques éléments figurés (fibres nerveuses, fibrilles névrogliques, etc.).

On a voulu trouver la raison de ces altérations destructives, dans des troubles de nutrition d'ordre mécanique ou circulatoire. La compression excentrique par les tissus néoformés, la tension du liquide intra-cavitaire ont été incriminées. Mais nous ferons observer que ces causes se rencontrent à un égal degré dans d'autres affections sans donner lieu à de pareils effets. Dans les pachyméningites (tuberculeuse notamment) la compression peut être poussée au point que la moelle devient presque filiforme, et cependant la dégénérescence hyaline y est rare. Quant à la tension du liquide intra-cavitaire, elle n'a pas pour effet, dans l'hydromyélie simple, de désorganiser les tissus voisins.

Mais ce sont surtout les troubles circulatoires qui ont paru tenir sous leur dépendance directe les altérations destructives qui aboutissent à la formation des cavités. Cependant les vaisseaux présentent des lésions plus accentuées encore dans certaines myélites chroniques, dans quelques cas de sclérose en plaques, etc., affections dépourvues de tendance cavitaire. En outre dans la syringomyélie, la néoformation vasculaire est fort active et les vaisseaux nouveaux viennent pallier dans une large mesure les effets de ces lésions. Il y a donc quelques restrictions à apporter aux opinions trop absolues qui attribuent un rôle prépondérant aux troubles circulatoires.

Sans doute ils favorisent la désintégration et la raréfaction des tissus ; sans doute, en donnant lieu à de petites hémorrhagies locales, ils contribuent pour leur part à l'agrandissement de la cavité, mais il est peu probable qu'ils soient la cause déterminante de la dégénérescence hyaline dont les tissus et les vaisseaux eux-mêmes sont atteints.

La fonte des éléments névrogliques semble être due surtout à des propriétés nécrosantes spéciales qui sont le fait de l'agent morbide lui-même.

Quant à la destruction des fibres nerveuses, il n'y a aucune raison de lui attribuer une autre origine et d'en faire une conséquence secondaire de l'hyperplasie névroglique. Ici encore il ne faut pas céder à la tendance de subordonner toutes ces lésions à l'une d'entre elles ; elles ont trop de caractères communs pour ne pas dépendre d'une même cause.

CONCLUSION

En résumé, l'analyse des lésions syringomyéliques et leur étude d'ensemble permettent de les ranger sous deux chefs : 1° lésions irritatives et inflammatoires ; 2° lésions destructives et dégénératives.

On ne peut aller plus loin et dire d'une façon générale quelle est leur part réciproque dans la constitution de la paroi et de la cavité : *chaque cas particulier comporte en effet une proportion variable et différente d'altérations irritatives et destructives.*

Dans le cours de l'évolution, ces lésions n'ont pas forcément une marche parallèle. Selon que dominent les unes ou les autres, la paroi est épaisse, et s'excave peu et lentement, ou bien au contraire la zone de désorganisation s'étend sur des régions indemnes d'hyperplasie névroglique, et ne se limite qu'à peine et tardivement d'une mince bordure réactionnelle. De là déjà des formes différentes, mais reliées entre elles par des termes de passage.

Mais que l'on imagine un processus plus aigu, le nombre de ces variétés va s'accroître, et les types extrêmes ne sembleront plus avoir même de caractères communs. Cependant ici encore, on pourra rencontrer des formes de transition qui attestent l'unicité du processus.

C'est ainsi que Turner et Mac Intosh (1) ont décrit

---

(1) TURNER et MAC INTOSH. — *Brain*, 1896, p. 301.

deux cas de véritables gliomes de la moelle se transformant progressivement dans une autre région en gliomatose cavitaire, et qu'ils ont pu noter les termes de transition entre les deux processus.

Dans le même ordre d'idées Philippe et Oberthür ont pu rencontrer sur une même moelle l'aspect de la syringomyélie chronique et celui de la pachyméningite cervicale. Pour ces auteurs, il n'existerait entre ces deux processus qu'une différence d'intensité : « dans un cas, la phase « proliférative est de longue durée, la nécrose tardive... « dans l'autre forme, très courte est la période d'envahisse- « ment névroglique, la phase dégénérative arrive de bonne « heure. »

Ces données suffisent pour nous permettre de concevoir en termes généraux que sous ces variétés d'allure et d'évolution en apparence si éloignées, se cache un processus univoque qui, s'il ne développe que des altérations individuelles banales, n'est cependant comparable à aucun autre et mérite bien qu'on lui accorde une place spéciale.

DIAGNOSTIC HISTOLOGIQUE

Les lésions que nous venons d'étudier présentent-elles des caractères histologiques suffisants pour permettre dans tous les cas le diagnostic ? C'est ce que nous avons à nous demander ici.

L'existence de lacunes et de cavités dans la moelle est un phénomène relativement banal, en ce sens qu'il peut résulter de causes multiples. Mais l'on doit éliminer d'abord une première catégorie de faits pour lesquels la confusion avec la syringomyélie n'est guère possible : telles sont les petites pertes de substance que déterminent les altérations vasculaires chroniques. Müller et Medin, Wieting, Marinesco[1] ont rencontré ce processus. M. Dejerine [2], dans la myélite transverso syphilitique, a trouvé des foyers lacunaires analogues. Mais le diagnostic n'offre ici aucune difficulté.

Au contraire, *l'hématomyélie* et *l'hydromyélie* peuvent en certaines circonstances simuler la syringomyélie au point que l'hésitation est inévitable.

---

[1] MARINESCO. — *Soc. de Biologie*, 1893.
[2] DEJERINE. *Ibid.*

I. Hématomyélie. — L'hémorrhagie intra-médullaire quelle que soit son origine (traumatique, ou spontanée), a pour siège de prédilection la substance grise, et particulièrement la région périépendymaire (commissure grise et cornes postérieures). Elle a, comme tout épanchement dans la moelle, tendance à s'étendre en hauteur plutôt qu'à se localiser en surface (Goldscheider et Flatau).

Le sang forme d'abord un caillot qui peu à peu se rétracte, et les éléments nerveux disparaissent, fragmentés et résorbés. Les tissus, en s'éliminant, laissent des fentes, des lacunes, ou une cavité unique bien limitée, dont les bords sont incrustés de débris sanguins, dépôts pigmentaires et cristaux d'hématoïdine.

Lorsque la survie se prolonge, le canal s'entoure d'une paroi névroglique qui limite le foyer comme la membrane d'un kyste.

Mais l'aspect devient parfois plus franchement syringomyélique: cette bordure, généralement assez mince, peut continuer à végéter pour son propre compte. Au lieu d'une membrane périkystique, on a alors sous les yeux une paroi plus épaisse et infiltrée vers la périphérie, parmi les éléments nerveux. M. Dejerine (1) a observé un fait de ce genre. Pitres et Sabrazès (2) ont étudié avec soin et minutieusement décrit ces altérations secondaires dans un cas de longue durée. Deux ans après le début de l'hématomyélie il existait dans la moelle une grosse cavité indépendante du canal central, entourée d'une ceinture de sclérose névroglique très dense qui se continuait de dedans en dehors

(1) DEJERINE. — *Soc. de neurologie*, juin 1899.
(2) PITRES et SABRAZÈS. — *Archives de Méd. expér.*, 1898. Contribut. à l'étude clin. et anatom. path. de l'hématomyélie centrale.

avec un tissu plus lâche ayant la même structure ;... ainsi
« au voisinage d'un kyste d'origine hématique évoluait sour-
« dement un processus progressif de gliose tendant à gagner
« excentriquement la périphérie de la moelle ».

Au reste Minor (1), déjà en 1890 puis en 1897, avait
insisté sur cette évolution qui est pour lui souvent le début
d'une syringomyélie véritable.

Le diagnostic ne laisse donc pas que d'être parfois
embarrassant, surtout si l'on se rappelle que la syringomyélie
légitime donne souvent lieu à des hémorrhagies locales.
Néanmoins, abstraction faite des renseignements cliniques,
l'absence de phénomènes destructifs (désintégration granuleuse, dégénérescence hyaline), de la névroglie hyperplasiée,
nous paraît constituer un caractère important.

II. Hydromyélie.

— Entre les cavités syringomyéliques
et celles qui résultent de la dilatation du canal central le
diagnostic a longtemps paru facile. A la suite de Westphal,
Simon, Joffroy et Achard, etc., presque tous les auteurs
regardèrent la cavité syringomyélique comme *entièrement
indépendante* du canal central. A la vérité, il arrive, on ne
peut le méconnaître, que les deux formations communi-
quent, mais c'est là pour ces auteurs, une éventualité anormale
et *accidentelle*, due à la destruction des parois de l'épendyme
par la gliomatose.

Lorsque cette fusion s'effectue, l'épithélium épendymaire
s'étale sur la cavité commune et lui constitue un revêtement
partiel. L'existence d'une bordure de cellules épithéliales

---

(1) Minor. — *Congrès de médecine interne de Berlin*, 1890. — *Congrès de Moscou*, 1897.

n'est à ce compte qu'un accident d'évolution, une complication fortuite, sans aucune signification spéciale (v. fig. 36).

L'hydromyélie présente des caractères différents : elle
occupe sur toute la hauteur le siège du canal central, sa
cavité est tapissée d'un revêtement continu de cellules
épithéliales ; enfin on n'observe à sa périphérie aucune des
modifications spéciales de la paroi gliomateuse.

Cependant, à ce sujet, une évolution s'est faite, depuis
quelques années, dans les idées jusque-là classiques. Les
caractères tranchés que l'on avait jusqu'ici assignés à l'hydromyélie pure peuvent en quelques circonstances s'effacer,
et les analogies apparaissent alors avec la syringomyélie.
Sous l'influence irritative de la compression exercée par le
liquide, ou pour toute autre cause, la névroglie réagit, et
forme en dehors de la couche épithéliale qui borde le canal
dilaté, une paroi plus ou moins épaisse, au niveau de
laquelle les éléments nerveux ont disparu. Presque toujours, dans les hydromyélies un peu anciennes, on observe
ainsi une légère réaction névroglique, se traduisant par
l'existence d'une membrane régulière et assez dense. L'épithélium peut, soit naturellement, soit du fait des manipula-
tions de coupes, manquer sur une partie ou la totalité de la
paroi ; et l'aspect général rappelle un peu celui de la
syringomyélie.

Mais il est d'autres faits plus remarquables, en ce sens qu'ils
tendent à établir entre les deux affections des rapports directs.
L'épithélium peut, dans l'hydromyélie, végéter au point que
non seulement il tapisse la cavité d'une ou plusieurs assises
de cellules, mais franchissant ses limites habituelles, et
perdant son aspect morphologique il forme dans les tissus

environnants des amas cellulaires diffus. La fig. 43 en est un exemple.

Les altérations peuvent aller plus loin encore et Schlesinger après avoir signalé cette première phase, indique nettement la succession des processus.

Bientôt, d'après lui, au milieu de la néoformation névroglique infiltrée, qui forme la paroi du canal dilaté, apparais-

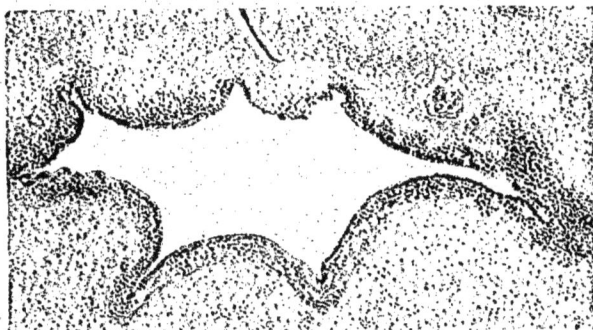

FIG 43.

Rouss... *Hydromyélie.*
Moelle dorsale. — Région épendymaire.
(Coloration hématoxyline-éosine. Zeiss. Obj. C. Oc. 2.)

La cavité hydromyélique est tapissée d'une rangée continue de cellules épithéliales qui reposent sur une membrane névroglique régulière et assez dense. De la couche profonde de la paroi, des amas de cellules d'origine épithéliale se répandent dans les tissus voisins.

sent des lésions franchement destructives : « Dans le « domaine des ramifications des vaisseaux (qui sont infil- « trés de masses hyalines), les tissus deviennent moins co- « lorables et plus homogènes ; les noyaux perdent leur « netteté, et finalement survient le processus bien connu

(1) Schlesinger. — La Syringomyélie, Leipsig, 1895.

« de désintégration granuleuse suivi de destruction com-
« plète. La cavité s'agrandit de cette façon ; ses parties
« nouvellement formées n'ont naturellement pas de revê-
« tement épithélial : elles ont pour limites des vaisseaux
« avec leur paroi conjonctive, du tissu névroglique, ou une
« substance en voie de désintégration.

« Dans les portions où manque l'épithélium, la cavité ne
« se distingue donc en rien de celles qui sont dues à la
« gliomatose, et dans les points où il existe, il est le seul
« caractère distinctif ».

S'il en est ainsi, et que le processus hydromyélique abou-
tisse à des altérations considérées jusque-là comme caractéristiques de la syringomyélie, il devient donc non seulement impossible, mais même superflu d'établir une
distinction histologique. Des formes de transition relient l'une à l'autre toutes ces cavités qui constituent
entre elles « une série, une chaine, dont le premier anneau
« est l'hydromyélie pourvue d'un revêtement épithélial
« complet, et le dernier la syringomyélie, entourée seule-
« ment de tissu conjonctif et de névroglie ».

Toutefois, nous devons ajouter que, en pratique, la
question ne se pose pas d'habitude avec la même acuité.
L'évolution clinique, le siège anatomique précis de l'hydromyélie, sa bordure complète de cellules épithéliales, etc.,
caractérisent suffisamment la majeure partie des cas.

En réalité, ce qui est ici en jeu, c'est moins une question
de diagnostic qu'un problème pathogénique. Ne se peut-il
que l'hydromyélie soit une première phase, le plus souvent
ignorée, du développement de la syringomyélie et que les
formes intermédiaires que nous venons de décrire, soient
surtout des formes d'évolution ?

Dès lors comment distinguer ces processus puisqu'ils sont, au fond, de même nature ?

Nous reviendrons un peu plus loin sur ces questions à propos de la pathogénie.

CAUSES ET PATHOGÉNIE
DE LA SYRINGOMYÉLIE

Nous ne ferons que soulever ici ces problèmes, dont il est presque impossible, à l'heure actuelle, d'entrevoir la solution. Nous conserverons la subdivison en causes *étiologiques* et *causes pathogéniques*, bien qu'elle soit ici, nous ne nous le dissimulons pas, un peu artificielle, puisque quelques-unes d'entre elles seraient véritablement des causes détermi-nantes.

ÉTIOLOGIE

Laissant de côté les influences étiologiques banales, nous nous bornerons à rappeler les causes directes le plus fréquemment incriminées c'est-à-dire la lèpre, les trau-matismes, la stase circulatoire. Nous y joindrons l'ob-servation d'un cas personnel qui tend à faire classer la tuber-culose médullaire parmi les facteurs étiologiques de la maladie.

A) *Lèpre.* — L'origine lépreuse de la syringomyélie est aujourd'hui à peu près unanimement repoussée par les auteurs qui se sont le plus récemment occupés de cette question (Schlesinger, Schultze, Préobajensky).

B) *Traumatisme.* — Le rôle du traumatisme est encore fort obscur; il n'est pas douteux qu'on le retrouve souvent signalé dans les observations, à l'origine de la maladie. Mais à supposer qu'il soit véritablement lié à son développement, de quelle façon agit-il?

Est-ce en donnant naissance à une petite hémorrhagie médullaire ? Ce ne peut être qu'un mécanisme exceptionnel si l'on en juge par l'évolution ordinairement cicatricielle de l'hématomyélie. D'ailleurs le traumatisme peut produire des lésions parenchymateuses pures, sans ruptures vasculaires (cas de Lloyd), ce qui permet de se demander si les phénomènes consécutifs n'ont point quelquefois pour point de départ les altérations *directes* des éléments nerveux. Ou bien encore, son rôle est-il simplement d'éveiller l'activité de malformations jusque-là silencieuses ? On ne sait en somme rien de précis à ce sujet.

C) *Stase circulatoire.* — Langhans (1), Kronthal (2), ont constaté plusieurs fois dans les tumeurs ou compressions de l'encéphale, le développement d'un processus de syringomyélie limité à la portion cervicale de la moelle. La pathogénie de ces faits s'expliquerait selon eux par une stase vasculaire ou lymphatique suivie d'accumulation de liquide dans le canal central. Celui-ci distendu se dilate et parfois donne naissance à des diverticules qui de préférence s'étendent en arrière de lui, où ils trouvent le moins de résistance.

---

(1) LANGHANS. — *Virch. arch.*, 1885.
(2) KRONTHAL. — *Neurolog. centralbl.*, 1889.

— 158 —

Puis surviennent la désintégration de la substance grise adjacente, une hyperplasie névroglique, etc.

Il est clair que cette théorie ne peut s'adresser qu'à un petit nombre de cas. Un fait typique de ce genre nous a mis à même de vérifier cette pathogénie. Il s'agissait d'un sarcome du rocher ayant fortement comprimé la protubérance d'un côté (voir obs. III). La région cervicale supérieure était creusée d'une cavité qui occupait exactement les quatre premiers segments radiculaires. Indépendante du canal central sur la plus grande partie de sa hauteur, elle s'y réunit à son extrémité supérieure; ou plutôt le canal, dilaté à ce niveau, et tapissé d'épithélium sur ses bords, s'est rompu un peu plus bas et se continue avec une perte de substance qui se poursuit parallèlement à lui et derrière sa paroi postérieure.

La réaction névroglique est assez légère, toutefois l'un des diverticules de la cavité est très végétant

En somme ce n'est pas l'aspect de la syringomyélie banale, et l'on doit, ce nous semble, distinguer les faits de ce genre qui méritent bien une place à part, et relèvent d'un mécanisme spécial (1).

D) *Myélite tuberculeuse.* — Un fait d'un autre ordre que nous avons eu l'occasion d'étudier avec notre ami M. le Dr Thomas (2) nous a paru mettre en évidence

_____

(1) Dans un cas d'Orlowski (*Soc. de neuropath. de Moscou*, in *Arch. de Neurol.*, 1898), une cavité syringomyélique s'était développée à la région cervicale supérieure, à la suite d'un sarcome de la partie inférieure de la moelle, d'origine méningée. — Un autre cas, dû à Francotte (*Arch. de Neurol*, 1890), offre avec le nôtre les plus grandes analogies.

(2) A. Thomas et G. Hauser. — *Revue Neurologique*, février 1901. Cavités et mal de Pott.

un autre agent étiologique. L'observation est donnée
ci-après. Qu'on nous permette de résumer ici l'aspect de la
lésion. Au cours d'un mal de Pott avec myélite tuberculeuse
ayant évolué d'une façon chronique, des lésions syringomyéliques se développèrent en plusieurs régions. Les plus
importantes siégeaient dans la moelle dorsale inférieure où
elles occupaient la hauteur de deux segments radiculaires.

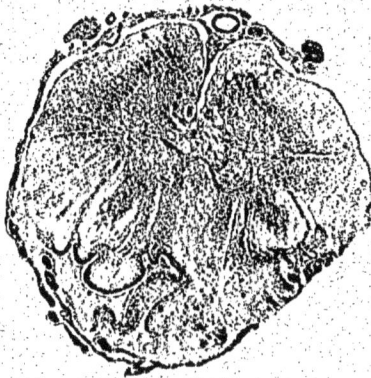

Fig. 14.

GUILLEM. 12° racine *dorsale*, partie supérieure (Méthode de Pal).

Débutant à la périphérie de la moelle au niveau de la 12° dorsale, la cavité pénètre un peu plus haut (11° dorsale),dans la
corne postérieure, sous forme d'une fente allongée d'arrière
en avant. Puis, vers la 10° dorsale, elle s'élargit à sa partie
antérieure qui s'étale dans la région rétro-commissurale et à
la base de la corne postérieure. Enfin un peu au-dessus,
(partie supérieure de la 10° dorsale) elle perd contact avec
la périphérie de la la moelle, devient triangulaire, puis se
rétrécissant de tous côtés finit par disparaître brusquement,
laissant à cet endroit un tissu dissocié.

L'examen des coupes *sériées* nous a fait voir que le canal

central ne communiquait *nulle part* avec la cavité, bien
qu'il en fût en certains points très rapproché ; d'un autre
côté il n'y avait pas non plus de traces de revêtement épi-

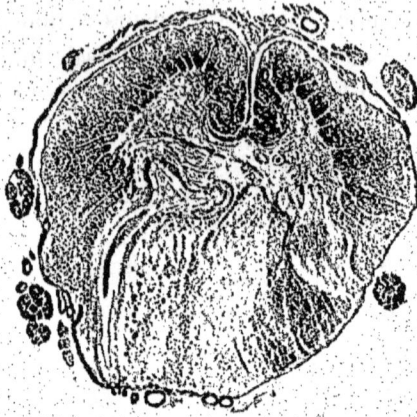

FIG. 45.
GUILLEM... 11ᵉ racine *dorsale* (Méthode de Pal).

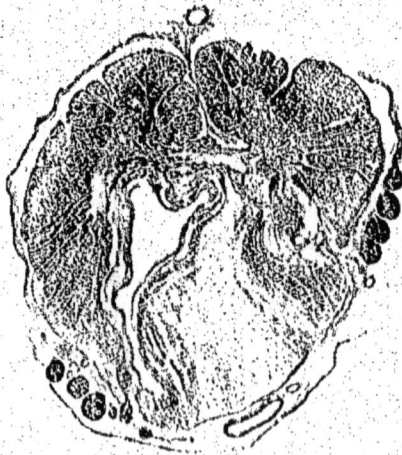

FIG. 46.
GUILLEM, 10ᵉ racine *dorsale*, partie inférieure (Méthode de Pal).

thélial. Les détails histologiques consignés plus loin
(obs. I) montrent, au même niveau, de profondes altérations médullaires (pachyméningomyélite), dont le maximum siège un peu au-dessous de la naissance de cette
cavité.

En dehors de cette cavité principale, il existait au-dessous
du foyer de myélite, plusieurs autres cavités plus petites,
dans les cordons postérieurs (fig. 48).

Il s'agit là, bien évidemment, de lésions de syringomyé-

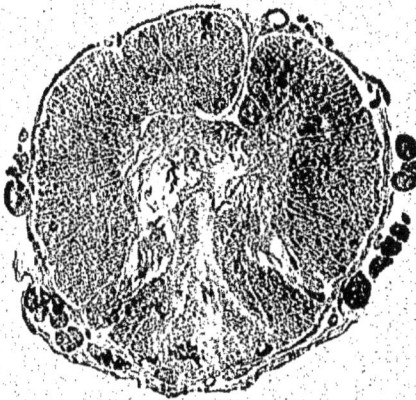

FIG. 47.
GUILLEM. 10ᵉ racine dorsale, partie supérieure (Méthode de Pal).

lie véritable : la paroi en présente l'aspect le plus typique ;
épaisse, constituée d'éléments névrogliques en voie de
désorganisation, envahie par places par la dégénérescence
hyaline, elle ne s'écarte presque en rien de la description
générale donnée plus haut (1).

_____

(1) Elle est toutefois assez pauvre en névroglie fibrillaire ; la tendance végétative de la névroglie est au contraire très marquée dans
la paroi des cavités plus petites qui siègent au niveau de la 2ᵉ lombaire (fig. 48).

Comment peut-on s'expliquer le développement de ces
lésions ? Est-ce une pure coïncidence de deux maladies distinctes ?

Cette supposition ne peut nous arrêter, car on remarquera
que, bien que les lésions soient franchement syringomyélique, il s'agit d'une syringomyélie assez atypique. La cavité
a une localisation trop spéciale, elle est trop nettement limitée aux régions voisines du foyer myélitique pour qu'on
puisse regarder celui-ci comme étranger à son développement. D'ailleurs il existe d'autres cavités, au nombre de

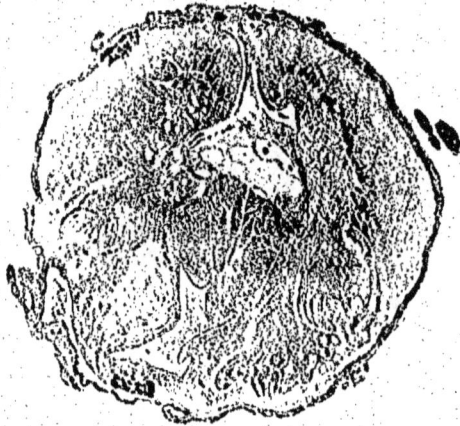

Fig. 18.
GUILLEM. 2ᵉ racine lombaire (Pal).

trois, au niveau du 2ᵉ segment lombaire, précisément à
l'autre extrémité du foyer.

Le canal central est d'un bout à l'autre indépendant ; il
n'a ici aucun rôle à jouer.

On est donc amené à voir une relation directe entre la
méningo-myélite tuberculeuse et la syringomyélie. Mais
sont-elles subordonnées l'une à l'autre ? Ou bien, la même

cause a-t-elle engendré les deux lésions ? Volontiers nous ferions dépendre la syringomyélie dans ce cas d'une réaction irritative et dégénérative suscitée par la détermination du poison tuberculeux.

Il est aujourd'hui plus que jamais difficile de s'entendre sur la pathogénie de la syringomyélie. Dans le précédent chapitre l'étude de l'hématomyélie et de l'hydromyélie fait prévoir que la démarcation n'est pas toujours facile entre ces processus et celui de la syringomyélie banale. Avons-nous encore le droit de voir dans la syringomyélie une entité morbide bien définie, ou bien n'est-elle, en nombre de cas au moins, que l'aboutissant de lésions diverses ?

Tel est le terrain sur lequel se trouve aujourd'hui placée la question.

Nous discuterons brièvement la part que peuvent prendre dans la pathogénie de la syringomyélie : les *hémorrhagies médullaires*, et les *lésions congénitales du canal de l'épendyme*.

I. Rôle de l'hématomyélie.

Le rôle pathogénique de l'hématomyélie trouve aujourd'hui de nombreux partisans, qui donnent à l'appui de leur opinion des arguments cliniques et histologiques.

Cliniquement, ils font valoir le début si souvent post-traumatique de la syringomyélie : ne peut-il se faire qu'une petite hémorrhagie initiale soit l'origine véritable des altérations lentes qui vont intervenir ? Et l'on produit des observations qui semblent parler en ce sens : syringomyélies survenues après un traumatisme (Minor) (1), syringomyélies infantiles par dystocie (Redlich) (2), (Schultze) (3), syringomyélie consécutive au purpura (Steffen) (4), etc... Le tableau clinique en rappelle d'assez près la symptomatologie habituelle, et l'atrophie musculaire, les troubles sensitifs en font partie.

Histologiquement, ils rappellent les analogies que nous avons précédemment signalées entre le type syringomyélique et les complications tardives des hémorrhagies médullaires.

On peut adresser à cette opinion des objections sérieuses. D'abord rien ne prouve que les traumatismes qu'on relève dans les antécédents des malades aient donné lieu à une hémorrhagie intra-spinale. Les cas de Lax et Muller (5), de Lloyd (6), démontrent au contraire que des traumatismes graves, peuvent désorganiser la substance médullaire, en dehors de toute hémorrhagie, et le diagnostic rétrospectif d'hématomyélie, lorsqu'il ne se fonde pas sur la constatation directe de reliquats hémorrhagiques dans la moelle, est toujours hypothétique.

D'autre part l'hématomyélie, une fois constituée, n'a habituellement ni l'évolution clinique, ni l'évolution anatomique de la syringomyélie. Les symptômes peuvent persister indéfiniment, ou rétrocéder; les lésions, dans la majorité des cas, se bornent à une sclérose localisée et, si l'hyperplasie névroglique peut exceptionnellement devenir envahissante, elle ne subit pas les modifications qui dans la syringomyélie conduisent à la destruction et à la fonte des tissus.

(1) Minor. — Congrès de Moscou, 1897.
(2) Redlich. — Wien. medic. Klub., 1895.
(3) Schultze. — Berlin. Klinisch. Wochensch., 1897.
(4) Steffen. — Iahrb. f. Kinderheilk., 1896.
(5) Lax und Muller. — Deut. Zeitsch. f. Nervenh., 1898.
(6) Lloyd. — Journal of nervous diseases, 1894 et 1900.

Il n'est donc pas établi que le processus syringomyélique soit assimilable à celui qui peut succéder aux hématomyélies.

II. Rôle du canal central.

1° *Sa situation et ses rapports dans la syringomyélie.*
— La *situation* et les *rapports* du canal central dans la syringomyélie sont l'une des questions qui ont le plus occupé les neurologistes ; dès le début, on s'est attaché à cette étude, et les résultats de ces recherches ont conduit à des opinions si variées sur le rôle du canal central que le simple exposé des idées qui ont eu cours nous entraînerait beaucoup trop loin. La doctrine de West phal, Simon, etc., qui pose en règle l'indépendance de la cavité, a été énergiquement combattue, et Schlesinger s'est fait ces dernières années le porte-parole d'une opinion tout opposée.

Se basant sur l'étude de coupes sériées, cet auteur a pu se convaincre que : « le revêtement partiel de la paroi cavi-
« taire par l'épithélium du canal central est, dans la syrin-
« gomyélie, une éventualité beaucoup plus fréquente qu'on
« ne pouvait l'attendre des descriptions faites jusqu'à pré-
« sent. » L'existence normale et régulière de ce revêtement épithélial est pour cet auteur la preuve qu'il existe entre la cavité et le canal central des rapports constants, ce qui tend à faire attribuer à ce dernier un rôle pathogénique de premier ordre dans l'évolution des lésions.

Qu'il nous soit permis de faire ici quelques remarques : D'abord, d'après les constatations de Schlesinger lui-même, « le revêtement est en beaucoup de cas si léger, qu'on ne
« put le rencontrer qu'une fois sur cent préparations » ; ce qui, étant donné le siège de développement habituel de la

gliomatose, diminue quelque peu la portée du fait et autorise à le regarder comme une simple coïncidence.

Pour notre part nous avons cherché en vain dans un cas
la confirmation de la règle posée par Schlesinger. Des
coupes en série rapprochée nous ont partout montré l'indépendance du canal central, et l'absence de toute espèce
de revêtement épithélial de la cavité. (Voir obs. II.)

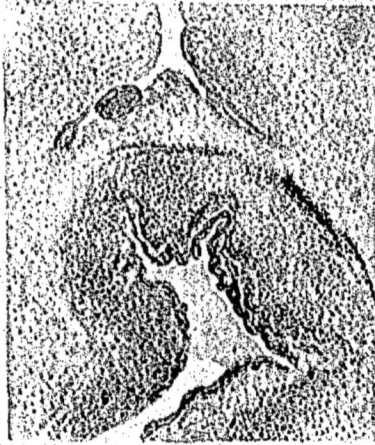

Fig. 49.
FVE. 5e dorsale.
(Coloration hémat. éosine, Zeiss, Obj. C., Oc. 2.)
À l'une de ses extrémités la cavité se porte vers le sillon antérieur
qu'elle atteint presque, refoulant au-devant d'elle les éléments du
canal central qui s'étalent le long de sa paroi en une longue traînée
de cellules.

D'ailleurs certains aspects témoignent à n'en pas douter
que le canal central peut, dans des conditions où il semble-
rait qu'il dût être envahi et absorbé par la cavité syringomyélique, en demeurer au contraire tout à fait séparé et
indépendant. Nous avons observé à cet égard deux exemples particulièrement suggestifs.

Dans l'un de nos cas l'on peut voir sur une grande hauteur l'épendyme repoussé hors de sa situation normale par la paroi gliomateuse, à mesure qu'elle se développe; en certaines régions le canal est refoulé à tel point, qu'il s'étale tout contre cette paroi sous forme d'un long boyau cellulaire (fig. 49).

L'autre cas est assez remarquable en ce sens qu'il montre, au milieu d'une énorme perte de substance entourant de toute part la région épendymaire, le canal central respecté

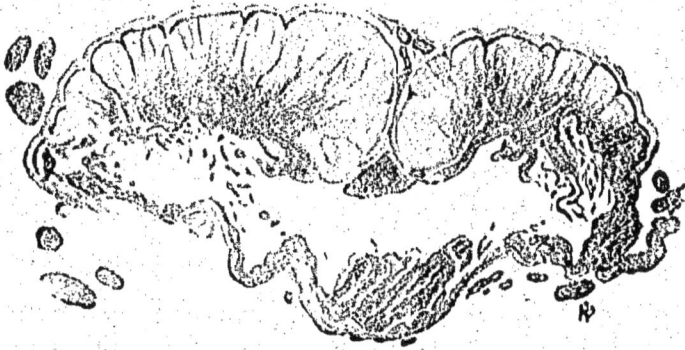

Fig. 50.
Epin... 9° cervicale,
(Coloration picro-carmin, Zeiss, Obj. 00, Oc. 2.)
La cavité, énorme à ce niveau, enveloppe de toutes parts la région épendymaire. Cependant le canal central demeure isolé au centre d'une petite masse de tissu névroglique.

non ouvert et inclus dans une petite masse de tissu nerveux (fig. 50).

Philippe et Oberthur décrivent cette particularité qu'il ont eux aussi observée et en donnent une description qui répond textuellement à notre cas : « En bien des points, « au milieu d'une cavité importante, intéressant la plus « grande partie de la substance grise, se trouvait un bloc « de tissu médullaire libre ou attenant encore par un point « de la surface à la région commissurale; au centre de ce

« bloc on apercevait nettement la coupe du canal épendy-
« maire non altéré. »

Si l'on veut tenir compte de ces faits, qui par eux-mêmes
sont assez significatifs, il faut reconnaître que le canal central peut rester, comme le prétendait l'opinion ancienne,
indépendant de la lésion syringomyélique.

Les constatations de Schlesinger, si elles restent fort
précieuses, ne peuvent donc faire loi, et même, en raison
de la localisation si constante de la gliomatose dans la
région centrale, elles ne démontrent pas que ses rapports
avec l'épendyme dépassent ceux qu'on pourrait attendre
d'une simple coïncidence.

2° *Son rôle pathogénique.* — Les détails que nous
venons de donner, d'après Schlesinger, laissent prévoir
qu'aux yeux de cet auteur le canal central joue dans l'apparition et la pathogénie de la syringomyélie, un rôle de premier ordre. Cela découle des rapports étroits et constants
qui, selon lui, relient la cavité pathologique, à la formation
épendymaire.

Dans cette hypothèse, la syringomyélie apparaîtrait à la
suite d'altérations, et d'anomalies congénitales. Ces malformations, que Schlesinger aurait rencontrées dans toutes
les moelles syringomyéliques consistent, soit en diverticules
ou dédoublement du canal, soit plus souvent, en un simple
élargissement, un léger degré d'hydromyélie.

Longtemps silencieuses, elles se mettraient tout à coup
à évoluer à peu près de la façon suivante : végétation et
hyperplasie active des cellules épendymaires, prolifération
de névroglie autour du canal dilaté ; enfin destruction des
tissus néoformés. C'est en somme le processus qu'il a
observé et décrit (voir p. 153) au cours de certaines hydro-

myélies. Les formes de transition ne seraient que des étapes de transformation de l'une en l'autre.

Mais l'existence, même constante, de ces anomalies ne suffit pas, ce nous semble, à établir un rapport indiscutable de cause à effet ; et, avant de les considérer comme le point de départ, le « primum movens » du processus, il faudrait démontrer le mal fondé de toute autre interprétation

Il est en effet possible qu'elles se développent secondairement sous l'influence irritative de la lésion syringomyélique elle-même.

La figure 51 est un bel exemple de la tendance végétative de l'épendyme au voisinage de la paroi gliomateuse ; la cavité commence dans cette moelle un peu au-dessus du niveau de la coupe et se poursuit dans toute la hauteur ; dans la région cervicale, elle est tapissée à sa partie antérieure par une couche de cellules épithéliales typiques (voir fig. 36).

Si l'on se souvient des relations embryologiques de la névroglie avec les cellules épendymaires, on est porté à voir dans la tendance végétative de l'épithélium épendymaire le fait d'un réveil d'activité qui marque le début du processus syringomyélique.

Mais l'interprétation de ce phénomène est moins facile qu'elle ne semble. L'épendyme présente, même à l'état normal des variétés d'aspect fort intéressantes, et dans un grand nombre d'états pathologiques, tabes, scléroses secondaires, amyotrophies primitives, etc., la modification du type normal est la règle (Brissaud)(1). D'après Joffroy et

(1) Brissaud. — Revue neurol., 1895, p. 515. De la névroglie dans la moelle normale et dans la syringomyélie.

Achard (1), ces déviations sont même si communes qu'on
ne saurait dire avec exactitude où commence l'état pathologique ; dans la syringomyélie, « elles paraissent devoir
« être considérées non comme un état antérieur, mais
« comme un effet consécutif de la lésion spinale. »

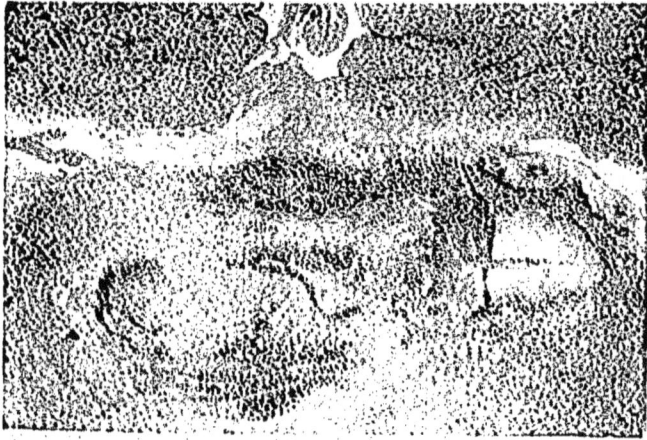

Fig. 51.
Syringomyélie. Région lombaire.
(Coloration hémat. éosine. Zeiss. Obj. C., Oc. 2.)
Végétations des cellules épendymaires, au-dessous du niveau où
se termine la cavité centrale.
Cette figure se rapporte au cas dont la région cervicale est déjà
représentée fig. 36.

D'autre part, on sait avec quelle facilité le canal central
réagit aux causes irritatives, même légères, par une dilatation
de sa cavité ou une multiplication de ses cellules. Les simples
piqûres expérimentales de la moelle sont suivies de dilatation

(1) Joffroy et Achard. — Archives de médecine expérimentale,
1895, p. 48. Contribution à l'étude de l'inflammation de l'épendyme.

du canal ; tout épanchement hémorrhagique a sur lui un retentissement rapide et donne lieu parfois à de véritables hydromyélies partielles (Lépine) (1).

D'ailleurs pareilles anomalies se peuvent rencontrer au cours d'états pathologiques variés. Philippe et Oberthür signalent ces dilatations ou cette prolifération légère des éléments épendymaires, dans des affections subaiguës ou chroniques (polyomyélites, tabes, maladie de Friedreich, scléroses combinées, moelles de vieillards, etc.); nous avons, dans un cas de tabes peu avancé, pu constater aussi des altérations de ce genre, poussées à un haut degré. t. fig. 52 montre à quel point le canal central a réagi : dilatation de sa cavité, végétation de ses cellules le long des bords et dans les tissus adjacents, condensation et légère prolifération de la névroglie périépendymaire, tels sont les détails qu'on observe dans les coupes de la région lombaire où d'ailleurs l'hydromyélie est exclusivement localisée.

La même objection peut donc justement être élevée, et qu'il s'agisse de dilatation du canal central ou de végétation de ses cellules épithéliales, on peut toujours se demander si ces lésions ne sont pas en réalité secondaires. Dans l'un de nos faits (obs. 1) où l'épendyme présente une tendance végétative marquée, on serait mal fondé à y voir autre chose que le résultat d'un effet irritatif de voisinage. Le canal central est en effet entièrement indépendant de la cavité et celle-ci ne présente nulle part de revêtement épithélial. En outre la prolifération de l'épendyme est limitée à la région où la paroi vient affleurer à la commissure postérieure.

---

(1) LÉPINE. — *Thèse*, Lyon, 1900.

En somme, si l'existence d'anomalies du canal central
(hydromyélie, végétations épithéliales) n'est pas douteuse
dans la syringomyélie, il n'est en revanche nullement établi
qu'elles précèdent l'apparition du processus, et ne soient
pas au contraire sous sa dépendance directe.

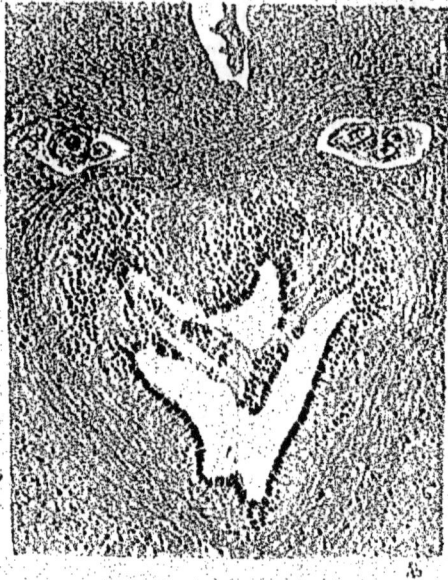

Fig. 52.
Bauon.., Tabès, Région lombaire.
Coloration à l'hématoxyline-éosine. Zeiss, Obj. A. Oc. 2.
Le canal central dilaté et allongé dans le sens antéro-postérieur,
est revêtu d'une couche de cellules épithéliales qui s'est détachée en
quelques points. La tendance végétative des cellules péri-épendy-
maires est très marquée.

D'ailleurs à supposer que le développement de la gliomatose soit lié à l'existence antérieure de ces malformations,
il resterait à définir la cause qui préside à leur évolution
pathologique. Que le processus ait pour point de départ
une inclusion d'épithélium fœtal par malformation embryon-

naire (Hoffman) (1) ou une hydromyélie congénitale (Schlesinger, Schultze (2), Pick, Préobajensky (3), il n'en
faut pas moins, pour expliquer ce réveil d'activité, admettre
l'adjonction d'une influence nouvelle. Tant que cette cause
provocatrice n'intervient pas, le dépôt cellulaire sommeille,
l'hydromyélie reste hydromyélie.

Pour que se déroule la suite des lésions syringomyéliques,
l'existence de malformations congénitales, quelles qu'elles
soient, n'est en tous cas pas *suffisante*, et la véritable cause
efficiente capable de provoquer les altérations irritatives et
destructives, que nous avons décrites est encore à déterminer.

---

(1) HOFFMAN. — *Deut Zeitsch. f. nervenh*, 1892. Zur Lehre von der
Syringomyelie.
(2) SCHULTZE. — *Congrès de Moscou*, 1897.
(3) PRÉOBAJENSKY. — *Soc. de Neurol. et psych. de Moscou*, février 1901. Analysé in *Archives de neurol.* (mai 1901).

CONCLUSIONS

L'on ne s'entend guère aujourd'hui sur le sens précis à donner au mot syringomyélie. Tandis qu'on s'appliquait autrefois à détacher des affections cavitaires de la moelle, un groupe de faits nettement individualisés ayant droit à l'autonomie clinique et anatomique, une tendance inverse prévaut aujourd'hui.

On se demande si ces différents groupes ne sont pas un peu artificiels, s'ils n'ont pas entre eux des rapports jusqu'ici méconnus, si la syringomyélie enfin n'est pas une simple modalité d'évolution des cavités d'autre origine, une réaction accidentelle développée à la faveur de lésions préexistantes d'hématomyélie ou d'hydromyélie.

A l'appui de cette opinion, on fournit des arguments cliniques et des arguments histologiques.

Des premiers il n'est guère lieu de tenir grand compte, car l'existence dans un cas donné, de symptômes syringomyéliques, tels que : parésie, atrophie musculaire, dissociation de la sensibilité, atteste bien l'existence de lésions de la substance grise, mais ne saurait nullement indiquer le mode de développement et la nature de ces lésions.

L'histologie confirme-t-elle mieux cette thèse ?

Les lésions de la syringomyélie atteignent, nous l'avons vu, presque tous les éléments constitutifs de la moelle (névroglie, vaisseaux, fibres nerveuses, tissu conjonctif), et ces altérations, étudiées individuellement, n'ont par elles-mêmes aucun caractère spécifique. Si d'autre part l'on essaye de synthétiser l'ensemble des lésions, on y reconnaît l'existence d'un processus à la fois *irritatif* et *destructif*, qui a pour dernier terme la fonte et l'élimination des tissus.

Ce processus et cette évolution sont-ils l'effet de troubles nutritifs banals survenus secondairement ? Ou bien au contraire sont-ils assez constants et assez particuliers pour être regardés comme vraiment spécifiques ?

Il est fort difficile de se prononcer à ce sujet. En fait de syringomyélie, l'on a rarement l'occasion d'observer des lésions en pleine activité ; et leurs caractères évolutifs peuvent faire défaut lorsqu'elles arrivent à une phase en quelque sorte cicatricielle.

D'autre part on peut rencontrer dans certaines hématomyélies ou certaines hydromyélies anciennes des phénomènes irritatifs de même ordre, peut-être aussi, dans ce dernier cas, des phénomènes destructifs qui favorisent à l'agrandissement de la cavité (Schlesinger).

Aussi n'est-il pas toujours possible de préciser l'origine et l'évolution d'une lésion cavitaire, si l'on n'utilise en même temps les données cliniques, et les classifications nosologiques, un peu conventionnelles.

On ne saurait donc trouver dans l'examen histologique un criterium toujours suffisant de l'origine et de la nature véritable de chaque cas particulier, et juger, par suite, la part que peuvent prendre dans le développement de la syringomyélie, l'existence d'une hématomyélie antérieure, ou celle d'une hydromyélie congénitale. Ne peuvent-elles être l'origine et la cause ignorée du processus ? S'il en est ainsi, quelle est la filiation des lésions ?

Sans vouloir trancher ces questions qui sont aujourd'hui à l'étude, nous croyons cependant que les cas où le processus syringomyélique complique des lésions préexistantes d'hématomyélie ou d'hydromyélie ne peuvent être regardés comme constituant une règle, et que, par suite, lorsque cette transformation intervient, elle n'est pas le fait de leur évolution naturelle; il s'agit bien d'un phénomène nouveau, se greffant peut-être avec prédilection sur un terrain préparé.

Que ce phénomène ait pour point de départ une irritation des cellules épendymaires, nous sommes fort enclin à le croire, bien que le fait demande encore à être vérifié; mais nous ne pouvons accepter que le canal central soit le « primum movens » du processus. Il n'est à notre avis, que la *voie d'apport* d'un agent morbide, étranger à l'organisme, et qui réagit par son intermédiaire sur les éléments névrogliques et nerveux.

Ainsi, l'hématomyélie d'une part, les malformations congénitales de l'autre, ne sont pas des facteurs étiologiques suffisants du processus syringomyélique. On peut entrevoir que ce processus reconnaît des causes plus directes, mais on ne peut préciser leur nature et leur mode d'action.

Ne serait-ce pas dans les propriétés spéciales de l'agent morbide qu'il faut chercher la raison des phénomènes histologiques qui aboutissent à la formation des cavités syringomyéliques ?

QUATRIÈME PARTIE

PIÈCES JUSTIFICATIVES

OBSERVATIONS

AVEC AUTOPSIE

OBSERVATION I. — Personnelle.

Syringomyélie.

Marie Fy..., examinée en 1889 par M. le professeur Charcot qui a donné sur elle les détails suivants (1).

Cette malade n'a pas d'antécédents héréditaires à signaler ; pas d'autre maladie antérieure qu'une série de bronchites à l'âge de 24 ans.

L'affection aurait commencé en 1879 (elle avait alors 38 ans). La malade éprouva d'abord, pendant près de six mois, un sentiment habituel de courbature, de faiblesse générale, avec quelques douleurs passagères à la nuque. Au bout de six mois elle remarqua que ses mains s'affaiblissaient et maigrissaient. L'atrophie gagna les avant-bras, les bras, puis les épaules ; elle s'accompagnait de secousses fibrillaires.

Depuis 1882, l'évolution de la maladie semble arrêtée ; l'atrophie musculaire, tout au moins, n'a pas progressé depuis cette époque. Actuellement (1889) l'amyotrophie et les troubles moteurs occupent exclusivement les deux membres supérieurs, qui sont affectés symétriquement, à peu près au même degré ; ils sont pendants le long du corps ; les épaules, les bras, les avant-bras et la main, considérablement amaigris, présentent à peu près partout des secousses fibrillaires très accusées, presque incessantes.

---

(1) J. M. Charcot. — Leçons du mardi 1889.

Du côté gauche, l'articulation scapulo-humérale est rigide, ankylosée, le deltoïde très amaigri. L'avant-bras est en pronation forcée, et l'on perçoit des craquements lorsque l'on meut l'articulation du coude. Les seuls mouvements volontaires qui se produisent dans ce membre sont un certain degré d'extension en masse de la main, les mouvements particuliers des doigts étant impossibles. Par suite de l'atrophie musculaire dans la sphère d'innervation des nerfs cubital et médian, les muscles innervés par le radial restant relativement indemnes, la main offre l'attitude d'extension forcée, « main de prédicateur ».

Du côté droit, il y a également un certain degré de rigidité dans l'articulation de l'épaule ; le deltoïde est de ce côté littéralement absent. Le grand pectoral, au contraire, paraît respecté, et l'on peut dire que, d'une façon générale, il en est de même de tous les muscles du tronc. Il y a également ici pronation forcée de l'avant-bras ; l'attitude de la main est analogue à ce que l'on voit du côté gauche mais l'extension est moins prononcée. Quelques mouvements volontaires d'extension de l'index et du médius sont, dans ce membre, seuls possibles.

L'examen électrique des muscles atrophiés des membres supérieurs a fait trouver un peu partout la réaction de dégénération partielle.

Les membres inférieurs ne sont nullement affectés ; tous les mouvements naturels y sont parfaitement libres ; on n'y voit point d'atrophie. Les seules anomalies qu'on y observe consistent en une légère exagération des réflexes rotuliens, sans accompagnement de trépidation spinale.

Au point de vue de la sensibilité, on trouve une conservation parfaite du *tact*, une analgésie occupant les membres supérieurs et la moitié supérieure du tronc ; la sensibilité thermique est abolie dans les mêmes régions.

Les troubles trophiques en dehors des amyotrophies sont représentés : 1° Par des lésions articulaires ayant entraîné la rigidité de la jointure des deux épaules et au coude gauche ; 2° par une légère scoliose à convexité droite que la malade n'a pas remarquée.

Cette malade a été observée depuis par M. Dejerine, dans le service duquel elle a longtemps séjourné ; le tableau clinique ne s'est pas sensiblement modifié jusqu'à sa mort qui a eu lieu en 1899.

EXAMEN TOPOGRAPHIQUE DES LÉSIONS (méthode de Pal).

Les lésions débutent au niveau de la 10e racine dorsale. La cavité prend naissance par une fente étroite, qui occupe l'une des cornes postérieures dans une partie de sa longueur. Au niveau de la 9e dorsale, cette fente s'allonge, ses bords s'écartent en avant, et ses parois s'épaississent. Du côté opposé, et symétriquement, une autre cavité, plus vaste, se développe et pénètre bientôt jusqu'à la partie moyenne de la corne antérieure.

8e à 6e dorsale. — À la partie inférieure, les deux cavités, entourées chacune d'une paroi épaisse, ont détruit complètement la substance grise. Un peu plus haut (5e dorsale) la moelle est occupée par une cavité unique, en forme de fente, qui détruit toute la substance grise d'un côté et empiète du côté opposé, jusqu'au milieu de la corne antérieure. — Dans ces trois segments, elle atteint la région épendymaire et refoule le canal central.

5e dorsale. — La cavité s'allonge encore ; à sa partie moyenne, elle est coudée à angle oblique ; en sorte que l'une de ses portions se dirige d'arrière en avant, dans la moitié gauche de la moelle, tandis que l'autre plus courte et orientée transversalement pénètre dans la corne antérieure du côté droit. Presque toute la substance grise est détruite ; ce qui subsiste est dissocié, en voie de désintégration ou remplacé par du tissu hyalin. Le canal central est extrêmement refoulé en avant par l'une des extrémités de la lésion ; ses éléments s'étalent le long de la paroi où ils forment une longue traînée cellulaire. (Voir fig. 49.) La moelle est très déformée et asymétrique ; l'une de ses moitiés, celle où la lésion est le plus développée, occupe une surface au moins double de la moitié opposée.

Région dorsale supérieure. — Au niveau de la 2e dorsale, la cavité s'étend transversalement dans le sens du plus grand diamètre de la moelle ; la moelle prend une forme ovalaire très allongée.

Région cervicale. — On remarquera au niveau de la 7e cervicale (fig. 38) la forme et l'aspect général de la cavité et la destruction totale de la substance grise. Cet aspect se poursuit plus haut au niveau des segments supérieurs de la moelle cervicale.

EXAMEN HISTOLOGIQUE. — *Région dorsale inférieure (8e à 10e dorsale).* — Au niveau de la 10e dorsale il existe d'un côté une fente allongée occupant une des cornes postérieures. Les parois de cette fente sont constituées par un tissu en voie de désagrégation (fig. 42) contenant des cylindraxes altérés, des noyaux névrogliques et de gros globes hyalins. — De l'autre côté se trouve un petit nodule arrondi gliomateux, creusé d'une petite fente antéro-postérieure (voir fig. 41). Sa paroi est formée de fibrilles névrogliques denses.

Un peu plus haut ce nodule disparaît, ou plutôt il semble se continuer avec une cavité qui prend naissance de son côté et envahit bientôt la substance grise de toute cette moitié de la moelle. La paroi de cette cavité est épaisse, riche en fibrilles névrogliques et contient de nombreux vaisseaux. Dans la région commissurale, séparant les deux cavités qui existent à ce niveau, on trouve une nappe de tissu amorphe, avec, en son centre, le canal central comblé de cellules.

Région dorsale moyenne ; (6e à 8e dorsale). — Les parois des deux cavités sont toujours différentes de structure. L'une est pâle, assez homogène, pauvre en fibrilles, et en voie de destruction ; l'autre, celle de la plus petite cavité, est plus dense et plus intensivement colorée. On y trouve, à partir de la 8e dorsale de petits névromes en bordure de la cavité.

La substance grise est tout entière détruite ou transformée en tissu hyalin ; la corne antérieure droite est occupée par une vaste nappe hyaline où se disséminent quelques éléments figurés des vaisseaux, et quelques rares cellules nerveuses.

Région dorsale supérieure. — La cavité, unique, est limitée par une paroi névroglique épaisse très riche en vaisseaux. En bordure se trouvent des faisceaux conjonctifs qui par endroits forment une membrane sinueuse, homogène, d'aspect hyalin.

On rencontre plusieurs groupes de névromes.

Les vaisseaux sont épaissis et altérés. En dehors des parois, on voit l'artère du sillon postérieur infiltrée de substance hyaline et extrêmement épaissie.

Région cervicale. — La lésion présente toujours les mêmes caractères. Le point le plus intéressant ici est l'abondance des névromes. La description que nous en avons donnée ailleurs nous dispense d'y revenir. (Voir fig. 38 et 39.)

OBSERVATION II (1). — Personnelle.

Mal de Pott. Cavités syringomyéliques.

Ernestine Guillem..., est entrée à la Salpêtrière le 7 septembre 1892, âgée de 23 ans.

Son père est bien portant, sa mère est hystérique ; une de ses sœurs est atteinte, comme elle, de mal de Pott.

Il a été impossible de préciser le début de son affection ; elle se rappelle avoir toujours été contrefaite ; la déviation de la colonne vertébrale s'est assez rapidement accentuée vers l'âge de 7 ans et à 12 ans, la paralysie des membres inférieurs s'est installée progressivement. En 1891, elle a eu un premier abcès qui s'est ouvert au niveau de l'épine de l'omoplate, à droite de la colonne vertébrale; la suppuration persista pendant un an et demi. En 1892, un second abcès s'ouvrit à 10 centim. environ au-dessous et à gauche du premier.

L'aspect général de la malade est malingre et chétif, la taille est très petite, les seins sont peu développés, elle n'a jamais été réglée: c'est une infantile.

On constate une cypho-scoliose considérable s'étendant depuis la deuxième vertèbre dorsale jusqu'au sacrum; la colonne vertébrale est comme tordue sur elle-même, présentant une convexité supérieure qui regarde à droite, et une convexité inférieure qui regarde à gauche.

Les membres inférieurs sont paralysés et contracturés. La cuisse et la jambe gauches sont dans l'extension presque complète. La cuisse droite est fléchie, presque à angle droit et croisée sur la cuisse gauche; la jambe droite est en demi-flexion sur la cuisse. Les deux pieds sont en équinisme très prononcé, le pied gauche est en varus léger. Les orteils sont dans la demi-flexion. La motilité est abolie, sauf pour les orteils. Les mouvements passifs des mem-

---

(1) V A. THOMAS, et G. HAUSER, *Cavités et mal de Pott*, *Revue Neurologique*, mars 1901. L'observation a été rédigée d'après cet article.

bres inférieurs sont possibles, mais dans des limites très restreintes
à cause de la contracture qui est considérable. La station debout
est impossible ; la malade ne peut même s'asseoir sur son lit qu'en
s'arcboutant avec ses bras.

Les réflexes patellaires sont exagérés ; la trépidation épileptoïde
est facilement provoquée, elle survient même spontanément.

La notion de position, le sens musculaire, la sensibilité à la pression, la sensibilité à la douleur sont normales ; la sensibilité au froid
est, par contre, considérablement diminuée sur toute l'étendue des
membres paralysés.

Aux membres supérieurs, il n'existe ni paralysie, ni contracture, ni altérations de la sensibilité, les réflexes sont normaux.

Comme le reste du corps, les membres sont émaciés, sans atrophie musculaire localisée.

Il n'y a pas de troubles de la miction ; mais la nuit, la malade perd
ses matières ; dans le jour elle sent le besoin et elle peut se retenir.

Rien de particulier à noter du côté des pupilles et des sens spéciaux.

Les urines contiennent une notable quantité d'albumine.

Pendant les années qui suivirent, la paralysie persista aux membres
inférieurs avec la même intensité et les mêmes déformations ; mais
les troubles de la sensibilité s'accentuèrent, l'anesthésie augmenta
progressivement. Ainsi au mois de février 1897, les excitations tactiles et douloureuses sont encore perçues sur toute l'étendue des
membres inférieurs ; par contre, la sensibilité au chaud et au froid
est abolie jusqu'aux genoux. Les membres inférieurs sont froids et
cyanosés.

Les réflexes patellaires sont exagérés, les réflexes plantaires
abolis ; on ne peut provoquer la trépidation épileptoïde.

La motilité est complètement abolie. Les besoins sont impérieux
aussi bien pour la défécation que pour la miction.

L'examen de la sensibilité, pratiqué le 6 juin 1899, donne les
résultats suivants : la sensibilité cutanée est abolie dans tous ses
modes : tact, douleur, chaleur, au-dessous du genou. Au-dessus du
genou il n'y a pas abolition, mais simple diminution.

La malade a succombé le 22 avril 1900 aux progrès de la tuber-
culose pulmonaire cachectique avec des escharres trochantériennes.

A *l'autopsie*, faite vingt-quatre heures après la mort, on constata qu'il n'existait pas de grosses lésions de la colonne vertébrale (abcès, carie, etc.). Au niveau des dernières vertèbres dorsales et sur une étendue de 5 à 6 centim., la dure-mère était extrêmement épaissie et dure. Il n'y avait point cependant d'adhérence intime de la dure-mère avec le canal rachidien, ni avec les autres méninges. Entre la dure mère et l'os existait un liquide épais, visqueux, rosé, assez abondant. A ce niveau la moelle se présentait extrêmement grêle et presque filiforme sur une étendue de quelques millimètres.

Les deux poumons présentaient des lésions tuberculeuses anciennes.

Le système nerveux a été conservé et durci dans la liqueur de

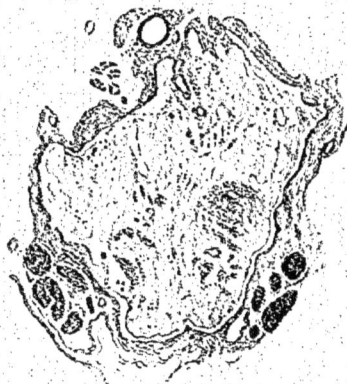

FIG. 53.
GUILLEM. 1ᵉʳ *lombaire* (Méth. de Weigert-Pal).

La moelle est déformée, et il ne subsiste que de rares éléments nerveux au milieu d'un tissu amorphe. La méningite est intense et englobe les racines postérieures dont les fibres sont restées saines.

Müller et, après inclusion, nous avons pratiqué des coupes en série des segments de la moelle les plus lésés et des coupes nombreuses de tous les autres segments.

L'examen topographique a été fait après coloration à la méthode de Pal; pour l'examen histologique nous avons utilisé les colorations au picro carmin, à l'hématoxyline-éosine, et la méthode de van Gieson.

EXAMEN TOPOGRAPHIQUE DES LÉSIONS

Région lombaire supérieure et dorsale inférieure. — Au niveau de
la 1re lombaire et de la 12e dorsale, la moelle est réduite à la
grosseur d'un porte-plume. Les principales lésions s'étendent sur
toute la hauteur de la 1re racine lombaire, des 12e, 11e et 10e racines
dorsales. Les méninges à ce niveau sont particulièrement épaissies,
fibreuses.

1re Lombaire (fig. 53). — Les coupes de la 1re lombaire, colorées
au Pal, témoignent d'un bouleversement et d'une destruction
presque complète de la moelle à ce niveau.

La moelle est transformée en substance amorphe, sauf de chaque

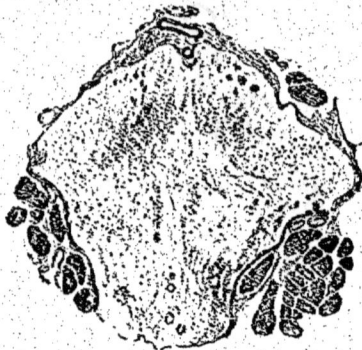

Fig. 54.

GUILLEM. 12e *racine dorsale*, partie inférieure (Méth. de Weigert-Pal).
Réapparition de quelques fibres nerveuses qui dessinent vague-
ment les contours de la substance grise.

côté, au niveau du bord postéro-latéral, où il existe une plaque de
sclérose névroglique dans laquelle on peut distinguer encore quelques fibres à myéline appartenant aux cordons postérieurs. En outre
il subsiste quelques fibres qui dessinent les cornes postérieures et de
rares fibres dans les cordons antéro-latéraux.

La substance amorphe est fragmentée en blocs irréguliers,
séparés par des fentes déchiquetées.

Les racines postérieures sont normales ; les racines antérieures sont en grande partie dégénérées. Les unes et les autres sont englobées dans le tissu fibreux ranimé.

12e dorsale (fig. 54). — Les coupes faites à la partie inférieure montrent que la moelle déformée, aplatie transversalement, n'a conservé que quelques fibres à myéline réparties par groupes, principalement au niveau du cordon postérieur d'un côté.

La méningite est intense, surtout en avant, au niveau du sillon antérieur. Les racines postérieures sont assez bien colorées; les racines antérieures sont un peu plus pâles, surtout d'un côté.

A mesure que l'on remonte, on voit la moelle devenir plus régulière. Les fibres à myéline dessinent assez bien le contour de cornes

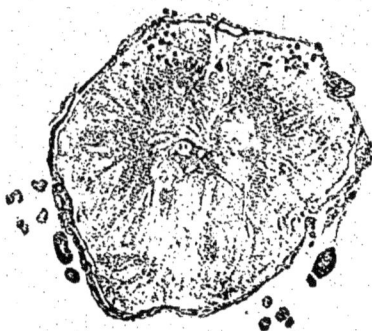

Fig. 55.

GUILLEM. 12e *racine dorsale* (partie moyenne).

La substance grise a réapparu : dans les cordons blancs les fibres nerveuses sont très rares ; il existe quelques groupes mieux conservés notamment au niveau du faisceau de Hoche.

antérieures, tandis qu'en arrière celui des cornes postérieures reste indécis.

La méningite est ici beaucoup moins intense.

Plus haut (fig.55) les deux cornes antérieures, ainsi que les fibres qui les entourent deviennent très apparentes. La corne postérieure tout entière avec la colonne de Clarke se dessine d'un côté, tandis que, de l'autre, on ne voit qu'un peu de la substance spongieuse.

Dans le cordon postérieur les zones radiculaires sont encore complètement décolorées : il subsiste quelques fibres à la périphérie, d'un

côté surtout, dans la zone cornu-commissurale et dans le faisceau de
Hoche.

Un peu au-dessus, deviennent visibles les deux colonnes de Clarke
et les fibres de la commissure postérieure, qui se développent de
plus en plus. La zone cornu-commissurale s'enrichit en fibres, ainsi
que la virgule de Schultze, et la périphérie du cordon postérieur
dans l'aire du faisceau de Hoche.

C'est à ce niveau qu'on voit apparaître, du côté gauche, à la base
du cordon postérieur et à sa périphérie, une fente irrégulière, limitée
de tous côtés par du tissu amorphe ; cette fente en s'élevant, pénètre
de plus en plus profondément dans le cordon postérieur. La corne
postérieure de ce côté offre un aspect déchiqueté. (Voir pour la fin de
cette description les fig. 44 à 48 du texte).

11° dorsale. — La cavité se rétrécit, et prend la forme d'une fente
allongée d'arrière en avant, parallèlement à la corne postérieure.
Contournée en dehors par les fibres des racines postérieures, elle
pénètre dans la substance gélatineuse. En avant elle se bifurque
dans la base de la corne postérieure, et son prolongement interne
s'enfonce dans le cordon postérieur, vers la ligne médiane.

Ses parois laissent entre elles un espace comblé en partie par un
exsudat amorphe qui leur adhère encore en quelques points.

En dehors de la paroi se voient de fines fibres coupées longitudinalement et appartenant aux racines postérieures.

Dans les cordons antéro-latéraux, la méthode de Pal ne colore à
peu près que les fibres commissurales qui entourent les cornes
antérieures.

10° dorsale. — La cavité se rapproche de plus en plus de la
ligne médiane ; elle devient irrégulière et festonnée ; on la voit
s'agrandir, s'élargir en avant et perdre contact avec la périphérie
de la moelle. Elle est comblée d'exsudat amorphe.

Les fibres des racines postérieures, après leur pénétration dans la
moelle, se divisent nettement en deux groupes, dont l'un suit le
bord externe, l'autre le bord interne de la paroi.

Dans les faisceaux postérieurs, la zone radiculaire et les fibres du
faisceau de Hoche deviennent de plus en plus compactes, surtout
à droite.

Plus haut, la cavité qui avait jusqu'ici conservé en arrière une forme linéaire tend à prendre l'aspect d'un triangle à base antérieure ; mais bientôt sa surface diminue et la cavité rétrécie de tous côtés, losangique, puis fusiforme, finit par disparaître brusquement au niveau de la partie supérieure de la 10e dorsale ; il ne subsiste alors à sa place qu'un tissu dissocié, déchiqueté, qui fait bientôt place à un tissu sain.

En résumé, cette cavité pathologique s'étend sur une longueur de deux segments radiculaires. Elle commence à la partie supérieure de la douzième racine dorsale, pour se terminer à la partie inférieure de la neuvième. Elle détruit sur toute sa hauteur la corne postérieure en entier et, sur une petite étendue seulement, la colonne de Clarke. Nulle part elle n'empiète sur le cordon latéral. Enfin l'examen attentif des coupes sériées n'a jamais pu nous faire voir de communication entre cette cavité et le canal de l'épendyme.

Région lombaire inférieure. — Les coupes les plus inférieures de la première racine lombaire présentent des lésions analogues à celles que nous avons décrites ci-dessus. La moelle est encore bouleversée dans sa forme et dans sa structure ; la forme est celle d'un losange irrégulier, à grands côtés postérieurs. Les cordons postérieurs semblent avoir été étirés d'avant en arrière.

On y trouve plusieurs cavités pathologiques : deux au voisinage de la ligne médiane figurant chacune un triangle allongé à base postérieure ; une troisième, étendue le long de la périphérie, jusqu'à l'entrée des racines postérieures.

On voit reparaître un certain nombre de fibres nerveuses qui dessinent les contours de la substance grise et facilitent l'orientation des coupes.

Une grande partie de la moelle a subi la transformation hyaline ; la partie antérieure des cordons postérieurs, les cornes postérieures, les commissures sont envahis par cette dégénérescence.

2e lombaire (fig. 48). — La forme de la moelle devient plus régulière ; les deux cavités médianes se fusionnent en une seule, affectant l'aspect d'un quadrilatère irrégulier au milieu des cordons postérieurs.

La cavité latérale s'agrandit, s'allonge et pénètre dans les cordons latéraux : elle arrive bientôt jusqu'à l'émergence des racines antérieures. Un peu au-dessous, les parois de ces cavités se rapprochent et s'accolent, ne laissant plus qu'une fente, elle-même invisible.

En même temps, on voit les faisceaux blancs postérieurs se reconstituer rapidement, tandis qu'au contraire les cordons antéro-latéraux ne présentent toujours qu'un petit nombre de fibres commissurales, autour de la substance grise.

Enfin la substance grise centrale qui était détruite partiellement au voisinage de l'épendyme, ainsi que les deux commissures se reforment nettement.

3ᵉ lombaire (fig. 56).—La moelle reprend rapidement son aspect

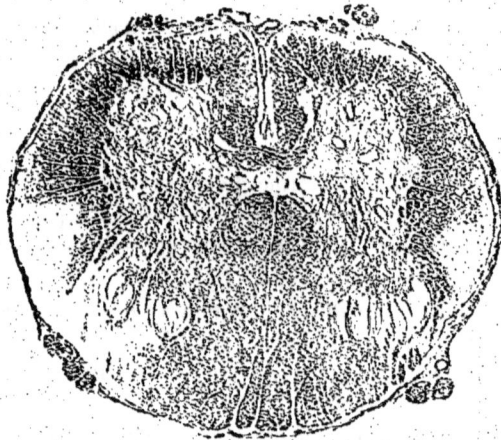

Fig. 56.
GUILLEM. 3ᵉ racine lombaire.

normal. Il ne subsiste qu'une sclérose des faisceaux pyramidaux croisés, qui va s'atténuant peu à peu, et une diminution marquée du nombre des fibres à la périphérie des cordons antéro-latéraux.

Région dorsale et cervicale. — 9ᵉ dorsale. — Les cordons de Goll sont dégénérés, depuis la commissure postérieure jusqu'à la périphérie. A la limite des cordons de Goll et de Burdach, il existe moins de fibres conservées du côté gauche que du côté droit.

Dans les cordons antéro-latéraux, la zone des faisceaux pyramidaux croisés et du Gowers est beaucoup moins riche en fibres.

A mesure que l'on remonte vers la région dorsale supérieure, la dégénération se cantonne de plus en plus dans les cordons de Goll (fig. 57) ; les cordons latéraux sont un peu plus faiblement colorés que le reste de la coupe par la méthode de Pal.

Dans la région cervicale inférieure, la dégénération des cordons de Goll est limitée aux deux tiers postérieurs ; plus haut, elle se rétrécit encore, mais on peut la poursuivre jusqu'aux noyaux des cordons de Goll.

EXAMEN HISTOLOGIQUE.

12° dorsale et 1re lombaire. — *Méninges.* — Sur toute la circonférence de la moelle, et principalement sur la face antérieure et au niveau du sillon antérieur, les méninges sont très épaissies, l'arachnoïde et la pie-mère sont confondues.

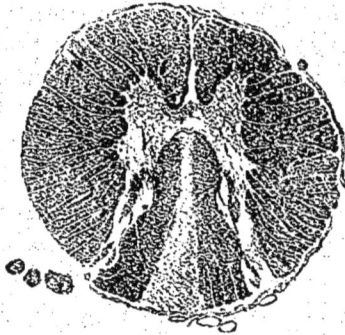

FIG. 57.
GUILLEM. 1re racine dorsale.

Elles sont constituées par du tissu fibreux extrêmement dense, contenant un grand nombre de vaisseaux à paroi épaisse.

Moelle. — Elle est constituée pour sa plus grande partie par une substance amorphe, de nature hyaline. Au sein des nappes de tissu hyalin se voient : des vaisseaux nombreux à paroi épaisses et hyaline, des noyaux névrogliques, des fibrilles assez grêles, dont quel-

ques-unes sont peut-être des cylindraxes ; enfin des granulations
protoplasmiques.

En quelques points pourtant subsistent des ilots de tissu nerveux
altéré.

La dégénérescence hyaline semble en beaucoup de points avoir
pour centre un vaisseau ; elle s'infiltre lentement parmi la névroglie
et les fibres nerveuses. On peut suivre en certaines régions l'envahissement des fibres dont la gaine myélinique déformée perd son éclat,
forme comme une tache pâle, puis à un stade plus avancé, se teinte
en rose sale par le carmin et finalement disparait.

Le bouleversement de la région ne permet pas de trouver le canal
épendymaire.

10° et 11° dorsales. La cavité pathologique, au niveau de son
plus grand développement, c'est-à-dire sur des coupes de la 10° dorsale, est limitée par une bordure de fines fibres nerveuses, qui présentent un aspect moniliforme et variqueux (méthode de Pal).

La cavité est comblée par un tissu absolument amorphe, presque
partout détaché des parois. Au milieu de ce tissu se rencontrent, par
endroits, des fibres nerveuses. Sur quelques coupes on voit, dans la
cavité et au milieu du tissu amorphe, un véritable ilot d'éléments
figurés (fibres et névroglie).

Sur les coupes colorées au carmin ou par la méthode de van Gieson,
on reconnaît que la bordure de la cavité est constituée surtout par
du tissu névroglique. La partie la plus interne est formée de noyaux
mal colorés, de fibrilles pâles ; un grand nombre d'éléments sont en
voie de désintégration, ne sont plus représentés que par des fila-
ments irréguliers et des petits corpuscules, granuleux, d'aspect
hyalin ; on remarque quelques gros globes hyalins contenant deux
ou trois noyaux névrogliques.

Les vaisseaux sont relativement peu nombreux, mais ceux qui
subsistent ne sont pas oblitérés.

Au niveau de la 10°, de la 11°, et de la partie supérieure de la
12° racine dorsale, le canal central présente des modifications intéressantes qui n'existent pas plus haut. Dans les coupes de la partie
supérieure de la 10°, où la cavité n'existe pas encore, il est d'aspect
normal, mais comblé de cellules. Un peu au-dessous on note une

prolifération marquée des cellules épendymaires, qui forment au voisinage plusieurs amas.

La paroi de la cavité se rapproche de plus en plus du canal central et le refoule même légèrement, en lui imprimant une forme arrondie et concave (11e Dle). Puis elle s'en écarte à nouveau et se limite aux cordons postérieurs. Sur toutes les coupes il existe une légère prolifération de l'épendyme et quelques amas cellulaires dans le voisinage.

Région lombaire. — L'examen topographique décrit précédemment a montré déjà (2e lombaire) la formation de nouvelles cavités au nombre de trois dans les cordons postérieurs. La structure de leurs parois se signale par une prolifération névroglique intense, formant une bordure épaisse et feutrée à la cavité. Le reste de la moelle présente des placards irréguliers de dégénérescence hyaline, quelques-uns très étendus, et des zones de tissu nerveux en voie de désintégration ; en quelques points, les îlots conservés sont le siège d'une prolifération névroglique considérable qui étouffe les éléments nerveux. La forme générale de la moelle reparaît, mais les altérations inflammatoires et dégénératives en détruisent au hasard les éléments. Ainsi une vaste nappe de tissu hyalin s'étend transversalement à travers les cornes antérieures et la commissure blanche.

Au dessous de la 2e lombaire, les cavités disparaissent, la moelle se reconstitue. Il ne subsiste que quelques placards hyalins et une multiplication de la névroglie affectant surtout les zones dégénérées.

OBSERVATION III. — Personnelle. (Très résumée).

Tumeur du rocher ayant comprimé d'un côté, la protubérance.

Léontine Mong.... 32 ans, fut prise en 1895 dans le cours d'une grossesse, de troubles de la prononciation et de la déglutition, en même temps que d'une céphalée intense et surtout diurne. Ces troubles continuèrent à évoluer après son accouchement, et la malade éprouva bientôt, en outre, une sensation d'engourdissement dans le membre supérieur gauche et la moitié gauche de la face.

A son entrée à la Salpêtrière en septembre 1896, la *motilité* des membres était normale ; à la face les muscles du côté gauche se contractaient moins bien, dans le domaine du facial inférieur.

La *sensibilité* était presque abolie, pour tous ses modes, sur la moitié gauche de la face et du cuir chevelu. Elle était légèrement diminuée sur la moitié gauche du corps. Il y avait, du côté correspondant, anesthésie des muqueuses, muqueuses de la bouche, du voile, des lèvres, de la langue, des fosses nasales, de la cornée), et des *troubles de la gustation*, de *l'olfaction*, de *l'ouïe*. La *pupille* gauche ne se contractait pas à la lumière, et on observait une parésie des mouvements de latéralité des yeux à gauche.

Son état s'aggrava progressivement ; aux symptômes énumérés, s'ajoutèrent des troubles de l'équilibre et de la démarche.

Puis les mouvements des muscles masticateurs s'affaiblirent.

En 1899, la malade commença à se cachectiser rapidement ; elle présenta des symptômes de cancer de l'estomac (tumeur à l'épigastre, mélena, hématémèses) et elle mourut en septembre 1900.

On trouva au niveau du rocher du côté gauche une tumeur assez volumineuse ayant comprimé toute une moitié de la protubérance. Cette tumeur a la structure d'un sarcome. Dans la moelle épinière, il existait au niveau des quatre premiers segments cervicaux une petite cavité centrale. L'examen microscopique après durcissement au bichromate et inclusion à la paraffine, a permis de faire les constatations suivantes :

Au niveau de la *1re racine cervicale*, le canal central est dilaté ; ses contours sont irréguliers. Il est tapissé sur une grande partie de sa surface d'épithélium cylindrique. En dehors, il n'existe pas de paroi véritable, la névroglie n'est pas hyperplasiée.

Cette dilatation cesse à la partie supérieure de la première cervicole et le canal reprend peu à peu sa configuration normale : il a la forme d'une fente allongée d'avant en arrière, tapissée d'une couche de cellules.

Dans le segment sous-jacent, *2e racine cervicale*, il existe dans les cordons postérieurs, un peu en arrière du canal épendy-

maire, une cavité en forme de losange. Cette cavité possède une
paroi assez mince constituée par un feutrage de fibrilles et de cellules névrogliques ; les vaisseaux sont à peu près normaux ; on
trouve dans la paroi des cylindraxes et des fibres nerveuses (coloration au picro-carmin).

La cavité semble indépendante du canal central, qui est normal, et
elle n'est pas tapissée d'épithélium.

Au-dessous, 3ᵉ *racine cervicale*, la cavité revêt la forme allongée
d'une fente transversale étroite, étendue entre la base des deux cornes
postérieures. L'examen de coupes sériées montre qu'elle se divise bientôt en deux portions séparées par un bourgeon médian. Ces deux
portions présentent des caractères différents. L'une possède une paroi
névroglique mince, comme la cavité primitive avec laquelle elle se continue ; l'autre est entourée d'une paroi plus épaisse ; elle se rétrécit
de plus en plus et prend l'aspect d'un véritable *îlot gliomateux*,
puis finit par disparaître.

Enfin au niveau de la 4ᵉ *racine cervicale*, la cavité linéaire a, elle
aussi, disparu. Il ne reste plus sur la hauteur de quelques coupes
qu'une très mince fente située derrière et la commissure postérieure,
et sans caractères spéciaux.

COMMENTAIRES. — Ce cas peut s'interpréter de deux façons :
ou bien des lésions syringomyéliques se sont produites
dans la région cervicale de la moelle, en arrière du canal
épendymaire, avec lequel cependant elles se fusionnent un
peu plus haut.

Ou bien, sous l'influence d'une dilatation localisée, le
canal central s'est rompu au niveau de la 1ʳᵉ cervicale ; il
y a eu effraction de ses parois et formation, en arrière de
lui, d'une cavité secondaire qui s'est entourée d'une bordure
névroglique d'origine irritative.

Cette dernière interprétation nous paraît plus acceptable
en raison de la structure histologique de la lésion qui ne
présente pas les caractères habituels (désintégration, dégénérescence des parois, altérations des vaisseaux), de la
syringomyélie.

OBSERVATIONS

CLINIQUES

———

OBSERVATION IV. — Personnelle. (Inédite).

Syringomyélie

Aimée Dub.,.. âgée de 27 ans, domestique. Entrée le 12 avril 1899, Salle Pinel, n° 22.

Antécédents héréditaires. — Sa mère est morte de tuberculose pulmonaire à 32 ans ; elle était alcoolique.

Son père est encore vivant : il fait lui aussi abus d'alcool : il est âgé de 53 ans et depuis l'âge de 20 ans il aurait des crises nerveuses dont il est impossible de préciser la nature.

La malade a un frère bien portant. Elle a eu 4 enfants qui sont tous morts en bas âge de convulsions. Enfin elle a fait une fausse couche.

Antécédents personnels. — Rougeole dans l'enfance ; pas de maladie infectieuse grave.

Histoire de la maladie. — La malade bien portante jusqu'au mois de juin 1898, aurait remarqué qu'à ce moment sa main droite devenait plus faible et notamment qu'elle avait de la peine à se boutonner.

En août elle eut pendant un mois une douleur dans le talon droit survenant à l'occasion de la marche. En même temps apparaissait dans le membre inférieur droit une parésie qui lui faisait traîner la jambe et déterminait fréquemment des chutes. Cette parésie augmenta progressivement et le mois suivant gagna le membre supérieur droit. Elle progressa alors simultanément dans tout le côté droit, mais avec une grande lenteur.

Au commencement de l'hiver la malade remarqua que sa main droite s'amaigrissait peu à peu et qu'elle ne pouvait s'en servir pour accomplir des travaux pénibles.

Dès le début, elle a eu journellement dans la jambe droite des crampes très douloureuses ; ces crampes, plus fréquentes actuellement, surviennent aussi bien au repos et la nuit qu'à propos des mouvements ; elles sont presque localisées du côté droit.

Depuis une quinzaine de jours, elle éprouve également des douleurs constrictives en ceinture, par crises.

Etat actuel. *avril 1899.* — La malade est de petite taille (1 m. 48) et maigre.

Membres supérieurs. — Au membre supérieur droit, la force musculaire est très diminuée pour les mouvements d'adduction et d'abduction du bras, de flexion et d'extension de l'avant-bras sur le bras et de la main et des doigts.

Les masses musculaires des fléchisseurs et extenseurs du bras sont amaigries et molles ainsi que les muscles de l'avant-bras et des éminences thénar et hypothénar.

La sensibilité est diminuée à peu près dans toute l'étendue du membre, mais surtout au niveau de la main.

— Au membre supérieur gauche, la force musculaire est beaucoup mieux conservée ; on observe également une diminution de la sensibilité.

Tronc. — Les mouvements du tronc ont conservé leur étendue. La sensibilité est diminuée dans toute la moitié droite jusqu'au voisinage de l'épine de l'omoplate.

Membres inférieurs. — Le membre inférieur droit est diminué de volume par rapport à celui du côté opposé. Au niveau du mollet on trouve environ un centimètre de différence. En outre la consistance des muscles est très diminuée de ce côté.

La force musculaire est très affaiblie à droite notamment pour l'adduction et l'abduction du membre et pour la flexion de la jambe sur la cuisse et de la cuisse sur le bassin, pour les mouvements de flexion et d'extension du pied. Par contre les extenseurs de la jambe sont relativement respectés.

Au membre inférieur gauche la force et le volume des muscles sont bien conservés.

Les réflexes sont exagérés des deux côtés, surtout à droite. Il y a de la trépidation épileptoïde. On note un redressement des orteils par piqûre de la plante du pied.

Station et Marche. — La malade se tient bien debout, les talons réunis, les yeux fermés; elle se tient difficilement sur la jambe gauche, très mal sur la jambe droite.

Pendant la marche, elle pose le pied tout d'une pièce sur le sol, et ne le soulève ensuite que très peu; elle semble avoir de la peine à le déplacer; ce sont les caractères en somme de la démarche spasmodique typique. Il n'y a pas d'incoordination motrice.

La sensibilité est diminuée sur les membres inférieurs, surtout au niveau des pieds, pour le tact et la douleur.

Face. — Les muscles de la nuque sont normaux. Rien de particulier à la face. La sensibilité générale et les organes des sens sont normaux à part une diminution de l'ouïe à droite.

EXAMEN DU 27 AOÛT 1900.

Membres supérieurs. — *Motilité.* — Côté droit. — La main droite a tendance à prendre l'aspect de la « main en griffe » d'Aran-Duchenne. Elle présente une atrophie marquée dans les régions thénar et hypothénar; les espaces interosseux sont plus marqués que normalement.

L'avant-bras est fortement atrophié, surtout son tiers inférieur. Le bras est moins diminué de volume.

A la main droite le pouce n'exécute que des mouvements de flexion; les mouvements d'extension, d'abduction, d'opposition sont impossibles. Le petit doigt ne peut exécuter des mouvements de flexion qu'avec les autres doigts; tous les mouvements commandés par les muscles hypothénar sont impossibles. Les interosseux n'agissent plus, la malade ne peut écarter les doigts de l'axe de la main, elle ne peut fléchir les premières phalanges sur le métacarpe, en assurant l'extension des deux derniers. En position habituelle, la pré-

mière phalange reste étendue sur le métacarpe et les deux dernières fléchies sur la première.

Au bras et à l'avant-bras, les mouvements s'accompagnent toujours d'un certain degré de raideur et sont souvent suivis de crampes qui sont quelquefois très douloureuses.

Les muscles deltoïde, biceps, triceps brachial, se contractent
assez bien, mais avec peu d'amplitude. La supination et la pronation
s'exécutent assez bien. Les mouvements de latéralité du poignet sont
presque impossibles, l'extension du poignet sur l'avant-bras est
partiellement conservée. En résumé la force musculaire est *un peu*
affaiblie dans les muscles biceps, brachial antérieur, deltoïde, triceps, long supinateur, innervés par la 5e paire cervicale. Le groupe
des fléchisseurs des doigts est également affaibli. Mais c'est le
groupe des extenseurs du poignet qui est le plus paralysé.

Côté gauche. — La main présente une tendance à la déformation
en griffe. L'adduction du pouce est possible et le pouce peut se
mettre en opposition avec les trois derniers doigts. L'abduction du
pouce ne peut être qu'ébauchée.

Les muscles de l'éminence hypothénar sont paralysés : le petit
doigt ne se fléchit que difficilement et grâce aux fléchisseurs communs des doigts.

Les mouvements dus aux interosseux : écartement et rapprochement des doigts, extension de la première phalange avec flexion
des deux autres, sont très affaiblis.

Les muscles de l'avant-bras et du bras sont pris de la même
façon que les groupes homologues du côté opposé.

Réflexes. — Les réflexes tendineux du triceps et des radiaux sont
exagérés des deux côtés. On peut provoquer des réflexes par percussion du périoste.

Sensibilité. — Il n'existe pas de phénomènes subjectifs de la sensibilité, sauf des crampes, qui surviennent surtout à l'occasion des
mouvements volontaires. La sensibilité objective est altérée comme
l'indique le schéma pris à ce moment. (Ce schéma est conforme à
celui qui fut relevé dans les examens ultérieurs, et reproduit dans le
texte de ce travail (fig. 13 et 14).

Pas de troubles trophiques aux membres supérieurs.

Thorax et abdomen. — A l'inspection et à la palpation on ne note rien d'anormal.

Il n'existe pas de points douloureux le long de la colonne vertébrale, et pas de déformation notable de l'épine dorsale.

Les mouvements du tronc sont touchés. La malade se met difficilement sur son séant, il y a un affaiblissement notable du psoas iliaque. En outre les muscles extenseurs du tronc sont également affaiblis.

La malade accuse une sensation de constriction au niveau de la taille. Elle présente également des troubles de la sensibilité notés sur le schéma.

Membres inférieurs. — *Motilité.* — Les membres inférieurs sont habituellement allongés, en extension; les pieds sont déviés en dedans, les orteils relevés sur le pied. Il y a peu d'atrophie apparente; la consistance des muscles est ferme.

La force musculaire pour les mouvements de la cuisse (flexion extension, adduction, abduction); ainsi que pour ceux de la jambe (flexion, extension), est bien conservée. Les mouvements d'extension du pied sur la jambe sont affaiblis, ainsi que les mouvements de latéralité. Les orteils fonctionnent mal.

Reflexes. — Les réflexes rotuliens sont exagérés des 2 côtés. Pas de trépidation rotulienne. On peut déterminer de chaque côté le phénomène du pied. Le signe de Babinsky n'existe pas.

Sensibilité. — Pas de troubles de sensibilité subjective, sauf des crampes très douloureuses et fréquentes.

L'état de la sensibilité objective n'a pas été cherché à ce moment.

Marche. — La station debout est possible; la malade tient alors ses jambes écartées pour élargir sa base de sustentation. Elle ne peut se tenir en équilibre sur une seule jambe. Enfin l'occlusion des yeux n'augmente pas les troubles de la station.

La démarche est nettement spasmodique; la malade traine la pointe du pied sur le sol; les pas sont petits et chaque fois le pied est lancé avec brusquerie en avant.

Face. — Les divers mouvements de la face s'exécutent bien, la force musculaire est conservée pour l'occlusion des yeux, les mouvement des lèvres, de la mâchoire, etc. La malade éprouve par moments une certaine difficulté à prononcer les mots; la parole est lente, mais non scandée.

La vue est normale. Les réflexes pupillaires à la lumière et à l'accommodation s'effectuent bien. L'ouïe est légèrement diminuée à droite. Les autres sens spéciaux sont normaux.

Examen du 16 février 1901.

Membres supérieurs. — A l'examen des membres supérieurs on remarque que les deltoïdes des deux côtés sont notablement atrophiés et impotents : la malade ne peut porter son bras sur sa tête, ni même élever horizontalement les bras. Les pectoraux sont bien conservés au point de vue de la force et du volume musculaire. De même les fléchisseurs et extenseurs de l'avant-bras sur le bras.

A l'avant-bras tous les groupes musculaires importants sont atrophiés et affaiblis : fléchisseurs superficiels et profonds, extenseurs, pronateurs, supinateurs; le long supinateur se contracte assez bien; en général il y a prédominance des troubles musculaires à droite.

L'état et l'attitude des mains diffèrent de chaque côté. *A droite* les doigts se tiennent fermés dans la paume, le pouce replié sous le médius; la malade est incapable de les étendre entièrement, mais pour l'index et le médius l'extension volontaire est plus complète et les deux doigts font « les cornes ». Le poignet reste légèrement élevé. *A gauche* la malade tient les 2 dernières phalanges fléchies et ne peut les redresser (paralysie des interosseux). Elle est incapable aussi d'écarter ou de rapprocher les doigts.

Les réflexes tendineux des membres supérieurs sont exagérés.

Pas de douleurs ; la malade se plaint cependant toujours de crampes à l'occasion des mouvements volontaires.

On observe des contractions fibrillaires dans les muscles en voie d'atrophie.

La sensibilité profonde dans ses divers modes n'est pas touchée.

La sensibilité cutanée est altérée dans ses différents modes :

La sensibilité à la piqûre est très diminuée dans toute l'étendue des membres supérieurs, sauf sur le trajet d'une bande occupant la partie moyenne et antérieure de l'avant-bras dans un territoire correspondant à peu près à la septième racine cervicale. La sensibilité à la chaleur (eau à 60°) est à peu près abolie dans les mêmes régions. L'anesthésie au froid (eau à 0°, ne présente pas tout à fait une aussi grande superficie ; elle respecte une bande similaire allongée à la partie moyenne et antérieure de l'avant-bras *et du bras*. Enfin la sensibilité de contact est uniformément diminuée sur toutes les parties des membres supérieurs.

L'état de sensibilité douloureuse et thermique (chaleur) est d'ailleurs figuré sur le schéma.

Membres inférieurs. — Les mouvements de flexion de la jambe sur la cuisse sont affaiblis, les extenseurs au contraire ont conservé toute leur force.

La flexion et l'extension du pied sont très affaiblies à gauche ; et presque abolies à droite. Les deux pieds d'ailleurs présentent une déformation et une attitude spéciale surtout marquée à droite : le pied est creux, le talon antérieur étalé et saillant, le bord interne enroulé et tordu sur lui-même en sorte que la partie antérieure de la plante regarde en dedans.

Les *réflexes patellaires* sont exagérés, brusques et spasmodiques, la percussion du tendon rotulien donne naissance à une série de secousses dans le quadriceps. Il existe de la trépidation rotulienne. On peut déterminer le phénomène du pied , et les réflexes achilléens se montrent exagérés. Les orteils se tiennent en demi-extension mais l'excitation de la plante du pied ne donne pas lieu au signe de Babinsky.

Les masses musculaires des membres inférieurs ne sont pas en état d'hypotonie.

Pas de douleurs. Crampes musculaires. La sensibilité cutanée est atteinte dans tous ses modes, conformément à la topographie indiquée sur le schéma. La sensibilité profonde (sens des attitudes, notion des mouvements) paraît normale.

Enfin il n'existe pas d'ataxie dans les mouvements volontaires.

La station debout est difficile et la malade se tient courbée et inclinée à droite. Si elle essaye de marcher, c'est en traînant la pointe du pied sur le sol ; sa démarche est spasmodique.

Thorax. — Pas de déformation du thorax, pas de scoliose Thermo-analgésie limitée par une ligne circulaire un peu au-dessous des seins.

Cou. Face. — Le trapèze, les muscles de la nuque et du cou ne sont pas affaiblis. Les muscles de la face sont normaux. La sensibilité est normale.

La vue est bonne ; les pupilles réagissent bien à la lumière et à la convergence. L'ouïe est un peu affaiblie à droite.

La malade parle lentement, sans accrocs de prononciation. La langue a des mouvements lents, incomplets, et le voile du palais se contracte faiblement ; la malade salive abondamment ; elle avale quelquefois « de travers » et il lui arrive de rendre les boissons par le nez.

Un examen ultérieur de cette malade (27 juin 1901) nous a montré que son état s'est sensiblement aggravé. Les mouvements des membres supérieurs sont extrêmement débiles et limités, l'atrophie a fait des *progrès considérables* et tous les groupes musculaires sont pris uniformément.

La marche est devenue presque impossible, les membres inférieurs sont contracturés et présentent une exagération de tous les réflexes, tendineux et cutanés.

Par contre l'état de la sensibilité est resté stationnaire.

OBSERVATION V. — Personnelle. (Inédite).

Syringomyélie.

Le nommé Vu..., employé de commerce, âgé de 43 ans, vint consulter à la Salpêtrière, le 22 avril 1901.

Son père est mort à 60 ans de maladie indéterminée ; sa mère est actuellement bien portante, elle a 72 ans.

Le malade a eu 6 frères et sœurs. Deux sont morts en bas âge ; un de ses frères est mort tuberculeux à 18 ans ; une sœur est morte à 28 ans de la même maladie.

Le malade habite Paris depuis l'âge de 14 ans ; dans sa jeunesse, il n'a jamais eu d'affection d'une certaine gravité. Il n'a point contracté la syphilis. Il s'est marié, et sa femme n'a jamais eu de grossesse. Depuis son mariage, il n'a eu comme maladie que l'influenza, à deux reprises (il y a 11 ans et l'an dernier). On ne relève aucun traumatisme, précédant l'apparition des premiers symptômes.

Ceux-ci se montrèrent, d'après lui, il y a 6 ou 7 ans. A ce moment il remarqua que du côté droit la circulation se faisait mal dans la main qui devenait souvent violacée, par les temps froids. Il nota aussi une certaine faiblesse de la main ; ses doigts avaient peine à tenir les objets, et il écrivait difficilement, mais cette impotence n'était que passagère.

Il y a 4 ans, les troubles devinrent plus caractérisés : à peu près simultanément, il s'aperçut que sa main droite s'affaiblissait notablement et qu'il ne percevait plus les sensations de chaleur et de douleur. Depuis, ces symptômes s'aggravèrent et peu à peu la main devint complètement impotente.

Il y a 3 semaines, il crut remarquer une brusque aggravation dans son état. D'un jour à l'autre, dit-il, il vit sa faiblesse s'accroître et la marche devint en même temps pénible et fatigante. C'est ce qui le décida à venir consulter à l'hôpital.

Etat actuel. — Avril 1904. — Le malade est un homme d'apparence vigoureuse, bien musclé.

Membres supérieurs. — Du côté gauche le membre supérieur est normal dans sa motilité et sa sensibilité.

Du côté droit le malade porte à l'avant-bras une cicatrice de brûlure, accident qui fut, d'après lui, indolore. La force musculaire des muscles de l'épaule et du bras est encore bien développée et à peu près égale à celle du côté sain. Toutefois, les muscles deltoïde et grand pectoral sont affaiblis. Les mouvements de flexion et d'extension de l'avant-bras sur le bras s'accomplissent aussi d'une façon énergique. Les mouvements de pronation sont normaux, par contre ceux de supination s'effectuent très mollement.

C'est surtout dans l'extension du poignet et les mouvements des doigts que l'impotence domine. Au repos la main prend habituellement l'attitude *en griffe*. Lorsqu'il essaye d'étendre les doigts, il n'y parvient que pour le pouce ; l'index, le médius et l'annulaire ne s'allongent qu'en partie ; le petit doigt reste invariablement plié. Pour tous les mouvements qui dépendent des interosseux le malade

est totalement paralysé; il ne peut ni écarter ou rapprocher les
doigts, ni fléchir les premières phalanges, ni étendre les deux dernières sur la première maintenue fixe. Le mouvement d'opposition
du pouce a disparu.

L'atrophie occupe les muscles paralysés; à l'épaule et au bras
le volume des muscles est normal; à l'avant-bras, il est très sensiblement inférieur à celui des muscles du côté opposé; à la main
l'éminence thénar est très atrophiée; l'éminence hypothénar a complétement disparu, ainsi que les muscles interosseux. Pas d'autres
troubles trophiques.

Les réflexes tendineux sont très faibles, difficiles à provoquer.

La sensibilité profonde est conservée. Pour la sensibilité
cutanée voir les schémas (fig. 17 à 20), qui indiquent la répartition des anesthésies.

Membres inférieurs. — A gauche le membre inférieur est tout
à fait normal.

Du côté droit, la force musculaire est intacte pour les muscles
fléchisseurs en général : il fléchit très vigoureusement sa cuisse sur
son bassin, sa jambe sur sa cuisse, le pied sur la jambe, et résiste
bien aux tentatives d'extension qu'on exerce sur sa jambe. Au contraire les extenseurs sont affaiblis, et l'impotence est d'autant plus
marquée qu'on approche de la périphérie du membre. Le malade
est incapable d'étendre le pied sur la jambe, si l'on y fait la moindre
résistance.

Il a peut-être une légère atrophie dans le groupe des muscles de
la loge externe de la jambe.

Les réflexes patellaires sont très exagérés : la secousse est brusque, spasmodique, clonus du pied et signe de Babinski.

La démarche est spasmodique, le malade marche un peu en fau-
chant comme un hémiplégique.

Sensibilité diminuée dans tous ses modes ainsi que l'indiquent
les fig. 17 à 20.

Face. — Les muscles faciaux sont normaux. Les organes des
sens, sauf un peu d'affaiblissement de l'ouïe du côté droit, sont normaux.

On n'observe aucun trouble bulbaire, et la langue est normale.

La sensibilité est abolie pour la température, diminuée pour les autres modes dans la moitié droite de la face et du cuir chevelu.

Enfin il y a des troubles vaso-moteurs : le côté droit de la face est plus coloré.

Remarques générales sur les troubles de la sensibilité cutanée. — *Sensibilité subjective.* — Le malade accuse dans tout le côté droit une sensation d'engourdissement très marqué ; il a également, en certaines régions, surtout hypochondre, épaule, des fourmillements ou des sensations de brûlure. Ces paresthésies sont pour lui gênantes : un simple contact suffit quelquefois à les provoquer. La fatigue se traduit rapidement chez lui par une sensation de raideur douloureuse dans tout le côté droit du corps.

Sensibilité objective. — Elle est atteinte uniquement du côté droit, et les anesthésies se limitent rigoureusement à la ligne médiane.

Il n'existe qu'une dissociation relative des diverses sensibilités.

La thermo-anesthésie est presque absolue. Le malade ne fait nulle différence entre un flacon d'eau glacée et d'eau à 60°, il n'accuse qu'une sensation de contact ou une impression vague de « fraîcheur ».

L'analgésie est moins marquée, mais encore profonde en certaines régions (membre supérieur, cou, thorax, face) ; il existe des différences d'intensité d'un territoire à un autre (voir schéma).

Enfin l'hypoesthésie tactile est beaucoup plus légère. Elle est répartie aussi de façons inégales, et précisément selon la même topographie que la précédente.

Il n'existe pas de retard, ni d'erreur de localisation.

OBSERVATION VI. — Personnelle (Résumée).

Syringomyélie.

Mme Char..., âgée de 42 ans, est venue pour la première fois à la consultation de l'Hospice de Bicêtre, en juin 1890.

Son grand-père est aliéné. Son père est mort d'hémorrhagie cérébrale ; elle a encore sa mère.

Pas d'antécédents personnels pathologiques. A l'âge de 32 ans, elle eut une petite fille et l'accouchement fut assez laborieux ; mais elle se rétablit vite. Depuis, elle n'eut jamais de maladie.

Sa maladie actuelle débuta il y a plus de vingt ans ; à ce moment, elle s'aperçut qu'il lui arrivait de se brûler sans qu'elle éprouvât de douleur. Un peu plus tard elle remarqua que ses membres supérieurs s'affaiblissaient, et que la main gauche s'atrophiait.

Membres supérieurs. — A l'époque du premier examen (1890), les troubles moteurs et l'atrophie sont localisés aux membres supérieurs. A gauche les éminences thénar et hypothénar et les interosseux sont très atrophiés ; il n'y a pas de déformation en griffe ; la force musculaire des fléchisseurs est diminuée. — A droite il n'y a pas d'atrophie nette des muscles de la main, ni de l'avant-bras, mais elle ne peut déployer qu'une force minime.

Membres inférieurs. — Pas de troubles moteurs, ni d'atrophie musculaire. Pas de contractures, ni de raideur musculaire. On note seulement une exagération du réflexe patellaire. La sensibilité est intacte dans tous ses modes.

La malade ne présente pas de troubles trophiques cutanés ; elle n'a pas de scoliose.

Sensibilité. — La sensibilité thermique et la sensibilité douloureuse sont les altérées aux membres supérieurs et surtout à leur périphérie. La thermo-analgésie est beaucoup plus marquée du côté droit. Elle descend sur le thorax jusqu'un peu au-dessus des seins et occupe dans le dos une région correspondante. Elle envahit le côté droit de la face et du crâne.

Les anesthésies thermique et douloureuse sont superposables, mais la première est plus accentuée. La sensibilité tactile est normale sur tout le corps. La malade perçoit aux extrémités des doigts le plus léger attouchement. Cependant, il y a un peu d'écartement des cercles de sensations mesurés avec le compas de Weber.

La sensibilité profonde est intacte.

Janvier 1895. — Le membre supérieur droit est très atrophié au niveau de la main et de la moitié inférieure de l'avant-bras. Les doigts sont repliés dans la paume de la main, et absolument immobilisés.

Toutefois, il n'y a que peu ou pas d'atrophie des petits muscles de la main.

Du côté gauche, même atrophie que précédemment, les doigts sont repliés dans la paume de la main, mais la malade peut les mouvoir facilement.

Les membres inférieurs restent intacts.

Sensibilité. — Mêmes altérations que ci-dessus. Mais la sensibilité tactile est maintenant diminuée sur le bras droit et la main gauche.

Mai 1900. — **Membres supérieurs.** — *A droite,* les mouvements de l'épaule sont impossibles. L'avant-bras est en demi-flexion sur le bras, et immobilisé dans cette position : on ne peut lui imprimer aucun mouvement passif ; la pronation et la supination sont impossibles. La main de ce côté reste fermée depuis quatre ans.

A gauche, les mouvements de l'épaule sont bien conservés ; au bras, tous les mouvements sont affaiblis, en particulier ceux d'extension et de pronation. La main est partiellement fermée : le pouce et le petit doigt restent en extension, tandis que l'annulaire, le médius et l'index se tiennent à demi fléchis.

Les réflexes tendineux des membres supérieurs sont très affaiblis. Les mains ne présentent pas de troubles trophiques ; peut-être sont-elles légèrement « succulentes. »

Membres inférieurs. — La force musculaire est normale ; la malade marche très bien. On ne trouve ni atrophie, ni déformations. Les réflexes patellaires sont exagérés, mais il n'existe ni clonus du pied, ni signe de Babinsky.

Face. — Le visage est légèrement asymétrique ; le côté droit est un peu plus effacé ; il y a une légère exophtalmie de ce côté. Le réflexe massétérin est normal.

Les pupilles réagissent bien ; les organes des sens sont normaux.

Sensibilité. — La sensibilité profonde est intacte.

La sensibilité superficielle est altérée dans les régions indiquées sur le schéma (fig. 9 et 10). La thermo-anesthésie est en général très profonde, ainsi que l'analgésie. Il existe chez cette malade un *retard considérable* de la sensibilité, et souvent quelques minutes après avoir été piquée elle commence à ressentir une douleur ou une cuisson qui se prolongent assez longtemps.

L'hypoesthésie tactile est beaucoup plus légère, mais notable. Elle occupe les mêmes territoires et présente les mêmes maxima.

OBSERVATION VII. — Personnelle (résumée) (1).

Syringomyélie.

Joséph. D..., âgée de 40 ans, entrée à la Salpêtrière en 1890.

Le début de sa maladie remonte à l'âge de 30 ans. Elle eut pendant trois mois, à ce moment, des douleurs dans le cou et dans la nuque, puis les mains se mirent à maigrir, à s'atrophier, et se déformer rapidement ; en même temps les jambes s'affaiblissaient.

Voici ce que l'on constata à son entrée : les muscles de la ceinture scapulaire et du bras se contractent bien, et ne présentent pas d'atrophie. La main droite est en griffe, et les petits muscles (éminence thénar, hypothénar, interosseux) ont pour ainsi dire disparu. Les seuls mouvements des doigts qu'elle peut faire sont l'extension des premières phalanges sur les métacarpiens. — A gauche les trois derniers doigts sont complètement fléchis dans la paume, elle ne peut arriver à les étendre.

Le tronc est incliné en avant. La colonne vertébrale est atteinte d'une légère scoliose dans la région dorsale moyenne.

Les membres inférieurs se fléchissent assez péniblement, la démarche s'effectue avec une certaine gêne. Il n'y a pas d'atrophie musculaire appréciable ; mais les muscles ont une raideur qui rend les mouvements difficiles.

Les réflexes tendineux sont très exagérés, et l'on observe le clonus du pied des deux côtés.

---

(1) Voir pour l'histoire de cette malade et les symptômes qu'elle présentait à cette époque, l'observation de Critzman. Obs. I, in *Thèse*, Paris, 1892. Voir également la *Séméiologie* de M. Dejerine, p. 970.

Sensibilité. — Les sensibilités thermique et douloureuse sont abolies dans la partie supérieure du corps jusqu'à une ligne passant à peu près par l'ombilic. La sensibilité tactile est un peu diminuée notamment sur le *côté interne* de la main, et à la face interne des deux jambes.

Depuis cette époque l'état de la malade ne s'est pas beaucoup aggravé. Elle peut encore sortir et vaquer à ses occupations.

Les mains présentent toujours les mêmes déformations, main en griffe du côté droit, main de *violoniste* à gauche. L'atrophie des petits muscles des mains est complète ; l'impotence des doigts est absolue. A part une légère diminution de force dans le groupe des fléchisseurs de l'avant-bras droit, la musculature des membres supérieurs est bien conservée. Il n'y a pas d'atrophie bien marquée ailleurs que dans ce même groupe musculaire. Les réflexes tendineux olécrâniens et du poignet sont très affaiblis. La malade ne présente pas de troubles vaso-moteurs ni trophiques.

Les membres inférieurs sont de force et de volume à peu près normaux. Les pieds sont déformés en varus équin. Réflexes tendineux exagérés des deux côtés, mais il n'y a qu'une légère tendance au phénomène du pied.

La sensibilité cutanée est altérée dans les régions notées sur le schéma (fig. 15 et 16). La thermo-analgésie des membres supérieurs et du tronc est extrêmement profonde, presque absolue. L'hypoesthésie tactile (surfaces en noir plein) est plus légère.

OBSERVATION VIII. — Personnelle (résumée).

Syringomyélie.

M⁰ᵉ Poch.... cardeuse, âgée de 53 ans, est entrée le 1ᵉʳ juin 1888 à l'hospice de la Salpêtrière.

Les parents sont morts très âgés. La malade n'a pas d'antécédents pathologiques. Elle a eu cinq enfants dont deux sont morts en bas âge, elle a fait une fausse couche à l'âge de 32 ans.

En 1884 elle remarqua qu'elle devenait moins habile à se servir de ses mains et qu'elle avait plus de peine à faire des ouvrages délicats. En même temps la marche devint difficile et pénible. Elle eut aussi à ce moment une diplopie qui dura cinq mois. Rapidement l'impotence s'accrut et au bout d'un an elle ne pouvait ni marcher, ni même se tenir debout ; les mouvements des membres supérieurs devinrent aussi plus faibles et les doigts se fléchirent dans la paume de la main, du côté droit d'abord, à gauche trois mois après. En 1888, au moment de son admission à l'hôpital, P... est absolument impotente de ses quatre membres, elle reste confinée au lit.

A ce moment, l'état est le suivant :

Membres supérieurs. — A droite, elle ne peut accomplir d'autre mouvement que fléchir à demi l'avant-bras. Il n'y a ni raideur ni rétraction ; on obtient des mouvements passifs. Les doigts sont fléchis sauf le pouce qui reste encore mobile. A gauche, elle peut à peine porter sa main jusqu'à la bouche. Lorsqu'on le soulève, le bras retombe inerte. Les doigts sont fléchis très fortement dans la paume.

Membres inférieurs. — Elle les soulève au-dessus du plan du lit, mais avec plus de peine pour le membre inférieur droit.

Etat actuel. — Les membres supérieurs sont très impotents, elle ne peut même élever légèrement le bras, les différents mouvements ne sont qu'ébauchés. Il n'y a ni raideur, ni contracture. Les doigts des deux mains sont en flexion forcée ; le pouce se tient au-dessus des autres doigts.

Il y a une atrophie musculaire notable, masquée par de l'adipose. Les réflexes tendineux n'existent plus.

Aux membres inférieurs, les mouvements de flexion de la jambe sont très affaiblis. Les muscles extenseurs agissent mieux.

Il y a peu d'atrophie. Le réflexe patellaire est exagéré à droite, plutôt affaibli à gauche. On trouve le phénomène du pied et le signe de Babinsky des deux côtés.

La tête est fortement inclinée sur l'épaule droite, avec légère rotation à gauche. Les yeux présentent un nystagmus de fixation, la pupille gauche réagit faiblement à la lumière.

Enfin on note une cypho-scoliose à concavité droite dans la région cervicale inférieure.

La sensibilité cutanée est très altérée, et les troubles sensitifs sont plus accusés du côté gauche. Voir fig. 11 et 12. Outre la thermoanalgésie, il existe de l'hypoesthésie tactile dans les mêmes territoires.

OBSERVATION IX. — Personnelle (inédite).

Syringomyélie.

Mme Monte..., âgée de 49 ans, entrée le 6 juin 1898, salle Pinel. Dans les *antécédents héréditaires*, rien de spécial à signaler.

Antécédents personnels. La malade fut réglée vers l'âge de 13 ans ; elle n'a jamais eu d'affection grave. Elle ne présente pas d'antécédents spécifiques, ni de signe d'alcoolisme. Elle a eu deux enfants qui sont actuellement bien portants. Il y a 10 ans elle a souffert de douleurs névralgiques intercostales qui ont persisté longtemps.

Histoire de la maladie. — La maladie paraît avoir débuté il y a environ 4 ans par une faiblesse du membre supérieur gauche, qui alla s'accentuant et qui s'accompagnait d'une sensation de raideur, ou d'engourdissement, légèrement douloureuse. De temps à autre elle éprouve dans le bras, dit-elle, de petites secousses, de petits soubresauts brusques, ou parfois des élancements. Ces phénomènes ont augmenté peu à peu et un an après le début elle ne pouvait plus élever son bras sur sa tête pour se coiffer. Il y a un an environ que le bras droit a commencé à se prendre : elle a noté une faiblesse croissante de ce côté et de la raideur dans les mouvements de l'épaule.

ÉTAT ACTUEL.

Troubles de la motilité. — Membres supérieurs. — La *main gauche* présente une atrophie notable du premier interosseux ; les autres interosseux, les muscles de l'éminence thénar et hypothénar sont également atrophiés, mais beaucoup moins. A l'avant-bras, les masses musculaires sont un peu diminuées de volume ; le biceps et le triceps brachial sont très atrophiés. L'atrophie porte également sur les muscles deltoïde et sus-épineux.

Au repos, les quatre derniers doigts sont fléchis dans la paume de la main, le pouce est étendu; le poignet se tient en extension (main de prédicateur). Spontanément, la malade ne peut étendre qu'avec peine et incomplètement la première phalange des doigts; il lui est absolument impossible de mettre en extension les deux dernières, et aussi d'écarter ou de rapprocher les doigts. Lorsqu'elle essaye de serrer un objet dans sa main, elle ne déploie qu'un effort peu considérable. La flexion du poignet se fait sans force et les mouvements de latéralité ne sont qu'ébauchés; l'extension, par contre, est très vigoureuse. Le poignet se tient naturellement en demi-pronation; la malade peut le mettre en pronation complète mais la supination est impossible.

La flexion et l'extension de l'avant-bras sur le bras se font incomplètement, la flexion surtout est débile. Les mouvements de l'épaule sont extrêmement limités; si la malade peut porter un peu son bras en avant, elle est incapable de l'élever latéralement. D'ailleurs ces mouvements sont douloureux et s'accompagnent de craquements, en raison de l'arthropathie que nous aurons à décrire.

— *La main droite* présente la même atrophie des interosseux et garde la même position à l'état de repos; les doigts seulement sont moins fléchis. La malade peut étendre complètement la première phalange des doigts, et en partie les deux dernières. Elle fait quelques mouvements très limités d'écartement ou de rapprochement des doigts. Au poignet l'extension est intacte, comme à gauche; les mouvements de flexion et de latéralité de la main sont mieux conservés que du côté opposé.

Les muscles de l'avant-bras et du bras présentent une atrophie et une paralysie analogues à celles du bras gauche, mais un peu moins prononcées. L'atrophie, à peine appréciable à l'avant-bras, est notable au bras (biceps et triceps), et à l'épaule (deltoïde). Les mouvements de flexion et d'extension du coude sont assez faibles; ceux d'élévation en avant et surtout d'élévation latérale du bras sont très limités.

Les muscles atrophiés des deux côtés présentent parfois des secousses fibrillaires intenses. Les réflexes tendineux des membres supérieurs sont abolis.

Membres inférieurs. — Les muscles ont conservé leur force et leur volume des deux côtés. La marche est normale.

Le réflexe patellaire est très marqué à droite, presque aboli à gauche.

La face est normale, les yeux sont normaux à tous égards (réactions pupillaires, champ visuel, membranes profondes).

Troubles de la sensibilité — La sensibilité à la chaleur est diminuée de façon très notable sur les membres supérieurs, et la partie supérieure du tronc ; au *froid* la diminution est plus manifeste et s'étend sur les mêmes régions. La sensibilité reparait progressivement par une zone de transition assez étroite. *La sensibilité à la douleur* est très diminuée dans les mêmes zones. La *sensibilité* tactile est normale.

Troubles trophiques. — Il n'existe pas de troubles trophiques de la peau. La malade présente une arthropathie de l'épaule gauche ; elle éprouve dans l'épaule des douleurs spontanées s'irradiant le long des bras. Les mouvements passifs ou actifs sont parfois très douloureux ; il existe des craquements. La tête humérale, plutôt diminuée de volume, est subluxée en arrière de la cavité glénoïde.

Cette malade a été revue en novembre 1900. L'état de la motilité et de l'atrophie musculaire a fait peu de progrès. La *sensibilité cutanée* a été examinée avec soin au point de vue notamment de la topographie des anesthésies. Cette topographie est représentée sur les fig. 23 et 24. La thermo-anesthésie et l'analgésie sont plus accusées à gauche qu'à droite. Il n'existe pas de troubles de la sensibilité tactile.

OBSERVATION X. — Personnelle (Très résumée)

Hématomyélie.

Mme Berth..., âgée de 41 ans, fut prise brusquement une nuit de douleurs vives dans les membres supérieurs et le thorax, suivies rapidement d'une paralysie des quatre membres avec rétention d'urine, qui la continua au lit pendant quatre mois. Il se fit ensuite une amélioration dans l'état de la paralysie mais l'atrophie musculaire apparut aux mains.

Actuellement la malade présente : une atrophie des mains (type Aran-Duchenne) très accusée, avec attitude en griffe. Les muscles fléchisseurs de l'avant-bras participent légèrement à l'atrophie, mais tous les autres groupes sont respectés ; — une hémiparaplégie spasmodique gauche ; — une exagération des réflexes tendineux aux membres supérieurs et inférieurs ; — de l'incontinence d'urine à peu près permanente ; — des troubles de la sensibilité avec dissociation syringomyélique dans les territoires indiqués (fig. 31 et 32).

OBSERVATION XI

Patrick. *Journal of mental and nervous diseases*, 1897.

Il s'agit d'un homme de 44 ans, charron, sans antécédents héréditaires, qui fut examiné le 16 juin 1897. Cet homme était fort bien portant jusque il y a 10 ans. A ce moment, étant un jour à son travail, il reçut sur ses épaules un lourd fardeau qui le courba en avant et pesa violemment sur ses épaules. Le traumatisme ne fut pas grave, et il put reprendre son travail un ou deux jours après, mais son dos resta douloureux quelque temps, et ses forces diminuent.

Environ six mois après il remarqua une certaine maladresse avec faiblesse des jambes et s'aperçut qu'il se fatiguait plus vite qu'auparavant. L'impotence s'accrut peu à peu, et, il y en a à peu près un an, gagna les membres supérieurs. Il ne se plaignait d'aucun trouble de sensibilité subjective sauf une sensation de malaise dans le dos, allant parfois jusqu'à la douleur.

Actuellement, il éprouve une difficulté considérable à marcher. Sa démarche est spasmodique et un peu incertaine. Les muscles des extrémités inférieures sont légèrement parésiés ; les membres supérieurs sont d'une force assez bien proportionnée au développement musculaire, mais il serre mal et les interosseux sont notablement affaiblis, surtout à gauche. Il y a un début d'atrophie des petits muscles des deux mains, surtout à gauche, avec réaction de dégénérescence. Pas d'autre atrophie, sauf au niveau des muscles du dos qui présentent aussi une RD partielle. L'un de ces muscles, le sus-épineux présente la contraction myotatique que l'on observe dans la maladie de Thomsen. C'est-à-dire qu'après une excitation brève, la contraction musculaire persiste plusieurs secondes, et s'accompagne d'un gonflement presque tumoral du muscle. Autant que je sache, ce phénomène n'a pas été vu dans la syringomyélie.

Les réflexes patellaires sont très exagérés, il y a un clonus marqué. Au poignet le réflexe est à peine appréciable à gauche, plus net à droite. Les nerfs crâniens et le champ visuel sont normaux des deux côtés.

Mais c'est surtout sur les *troubles sensitifs* que je désire appeler l'attention, c'est pour eux que je rapporte ce cas (voir fig. 21 et 22).

La sensibilité tactile est normale sauf une bande d'anesthésie autour du tronc s'étendant en avant, du 3ᵐᵉ espace intercostal, jusqu'à 10 centimètres au-dessus de l'ombilic et en arrière de la 3ᵐᵉ apophyse épineuse à l'intervalle qui sépare la 10ᵉ de la 11ᵉ. Cette zone est notablement plus large en avant qu'en arrière, et descend un peu plus bas du côté gauche. Elle se prolonge sur la face inférieure des bras occupant en haut environ 1/3 de la circonférence et s'effilant en bas pour disparaître progressivement entre le milieu de l'avant-bras et le poignet.

Il y a abolition de la douleur et de la sensibilité thermique sur une zone qui couvre la région d'anesthésie tactile et qui la dépasse d'environ 10 centimètres et de 2 cent. 5 à 5 cent. sur le bras ; cette zone se prolonge à droite au-dessous du poignet, et à gauche, elle occupe la majeure partie de la main.

OBSERVATION XII (résumée)

Van Gehuchten. *Journal de Neurologie*, 1899, p. 341.

Ouvrier, âgé de 42 ans. Les antécédents ne présentent aucune particularité intéressante.

La maladie a débuté il y a deux ans par de la faiblesse dans le membre supérieur gauche ; un an après se montrèrent des contractions fibrillaires ; depuis six mois les mêmes symptômes se sont déclarés dans le membre supérieur droit.

Etat des membres supérieurs. — *A gauche*, on est frappé de l'atrophie considérable de tous les muscles de la ceinture scapulaire (grand pectoral, deltoïde, sus et sous-épineux, grand dentelé). Tous ces muscles sont le siège de secousses fibrillaires. Les muscles du bras et de l'avant-bras présentent une atrophie manifeste et sont parcourus par des contractions fibrillaires. La main gauche ne présente pas d'atrophie apparente.

Le mouvements sont très affaiblis : le malade est dans l'impossibilité d'étendre son bras gauche horizontalement. Il n'est capable d'opposer aucune résistance aux mouvements passifs qu'on cherche à imprimer à son avant-bras ; les muscles de la main sont très impotents. — Les réflexes tendineux sont abolis.

A droite, on ne constate pas d'atrophie dans le membre supérieur, mais il existe des contractions fibrillaires dans le deltoïde, le grand pectoral, le biceps, et la plupart des muscles de l'avant-bras.

Les mouvements sont assez bien conservés. Réflexes abolis.

Au point de vue de la sensibilité on trouve du côté gauche un affaiblissement notable de la sensibilité douloureuse et thermique avec conservation de la sensibilité tactile et musculaire sur toute l'étendue du membre supérieur gauche, *à l'exception d'une bande longitudin. le long de sa face interne, depuis le poignet jusqu'au creux de l'aisselle* (voir fig. 5 et 6).

OBSERVATION XIII (Très résumée) (1).

Huet et Guillain, *Presse médicale*, janvier 1901, n° 6.

Femme de 38 ans. Les troubles sensitifs remontent à une date indéterminée. Les troubles moteurs débutèrent à 35 ans ; ils consis-

---

(1) Un examen électrique très complet accompagne l'observation de cette malade.

talent en une fatigue rapide et une faiblesse croissante des membres supérieurs, surtout du côté droit.

La malade fut examinée d'abord en mai 1899. On constata du côté droit une diminution de force des muscles de l'avant-bras (fléchisseurs, extenseurs) ; à la main les mouvements des doigts sont imparfaits ; il y a une légère atrophie et des secousses fibrillaires des petits muscles. Du côté gauche même affaiblissement des muscles de l'avant-bras, atrophie plus marquée de la main. Les deux mains sont succulentes, luisantes.

Les membres inférieurs la face, les organes des sens sont normaux.

Tous les réflexes du membre supérieur sont abolis. Les réflexes rotuliens, les réflexes du tendon d'Achille sont exagérés. Il n'y a pas de trépidation épileptoïde. Le réflexe cutané plantaire amène la flexion des orteils. Les réflexes abdominaux sont normaux.

Les troubles de la sensibilité (Voir fig. 7 et 8) sont indiqués ainsi

La sensibilité aux différents modes du tact est partout normale. La sensibilité à la douleur est très diminuée. Dans les régions figurées sur les schémas, la malade différencie le contact de la pointe d'une épingle et le contact de la pulpe digitale, mais la sensibilité profonde à la douleur est amoindrie.

Dans ces mêmes régions, la sensibilité thermique est abolie. Les degrés très élevés de la chaleur sont toutefois perçus en tant que sensation douloureuse, mais les degrés moindres sont perçus ou comme piqûre ou comme sensation tactile.

A la main, sur certaines zones de la face dorsale, mais sur ces zones seulement, il y a un retard des sensations.

Un examen ultérieur, pratiqué en *juin 1900*, 13 mois après le premier, confirma le diagnostic.

On remarqua un léger degré de scoliose dorsale à concavité gauche, qui n'avait pas été constaté l'année précédente.

Les troubles de la motilité ont augmenté ; l'atrophie des mains a fait quelques progrès, et à droite, les doigts se sont placés en flexion.

Les troubles de la sensibilité ont une topographie identique à celle constatée en 1899. L'anesthésie thermique s'est accentuée partout au point que la malade ne sent plus les pointes de feu qu'on lui applique à la région cervicale. La dissociation syringomyélique est absolument nette.

OBSERVATION XIV

B. COLEMAN et CARROL, *Lancet*, 1893 (a case of syringomelia).

Malade de 36 ans, pas de syphilis.

Début en janvier 1880. A ce moment, un jour qu'il était à la campagne, son pied droit se prit dans un trou et il sentit quelque chose *céder*. Au mois de novembre suivant il commença à ressentir des douleurs et de l'hyperesthésie dans la région des côtes inférieures droites, douleurs qui ont persisté depuis. En mars 1886, il fut obligé de cesser son travail d'employé, à cause du gonflement et de l'insensibilité de la main droite. Après quelque repos la maladie s'améliora, mais en mars 1888, l'incapacité d'écrire devint définitive. La main resta gonflée d'une façon permanente et laissait tomber la plume ou la canne s'il ne fixait pas les yeux sur ces objets. Dans la suite il travailla à Philadelphie comme balayeur de rues, puis comme cocher et finalement comme vendeur de journaux. Ces changements de profession étaient nécessités par la maladresse croissante de ses mains. La main gauche s'était prise peu à peu, bien qu'un peu moins que la droite.

Actuellement, c'est un malade d'apparence vigoureuse. La main droite est gonflée par une sorte d'œdème dur, froid et luisant ; le dos de la main est violacé et la peau mince. La paume est excavée, le pouce est en adduction et les doigts fléchis vers le bord cubital. La puissance de serrer est très faible. Lorsqu'il essaye d'étendre les doigts, ils sont souvent pris de mouvements cloniques, mouvements qu'on peut encore provoquer par extension passive.

Le *bras droit* est faible et limité dans ses mouvements. La portion claviculaire du trapèze est complètement atrophiée.

Le *bras gauche* est au-dessous de la normale comme force et comme étendue de mouvements, mais mieux conservé que le droit, bien que son volume soit sensiblement moindre.

La *main gauche* rappelle un peu la « main en griffe », sa coloration est d'un rouge un peu pâle ; elle est froide, il y a une petite zone d'œdème dur sur le dos de la main. La peau est de structure normale.

En conséquence de l'atrophie musculaire du trapèze droit, l'épaule correspondante est tombante. Nulle part nous n'avons pu, même par l'examen électrique, découvrir une atrophie musculaire complète.

La face n'est pas tout à fait symétrique, le sillon naso-labial étant plus marqué à gauche.

Les yeux sont à tous égards (champ visuel, acuité et examen ophtalmoscopique), normaux.

Les mouvements de la jambe droite sont spasmodiques, le réflexe patellaire est exagéré ; on trouve le phénomène du pied. A la jambe gauche le réflexe patellaire est légèrement accru ; trace de clonus.

Aucun trouble vésical ou rectal.

La notion de position des membres fait défaut dans le bras droit ; elle est normale à gauche.

Pour la sensibilité superficielle, voir schéma (fig. 25 et 26). Il existe de l'hypoesthésie tactile au bras droit, face antérieure (même zone que la thermo-analgésie), et une zone hypoesthésique sur l'abdomen.

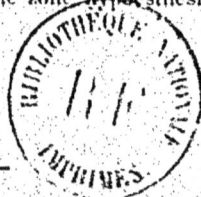

TABLE DES MATIÈRES

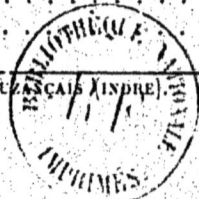

IMPRIMERIE F. DEVERDUN, BUZANÇAIS (INDRE).

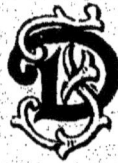

BUZANÇAIS (INDRE). IMPRIMERIE P. DEVERDUN

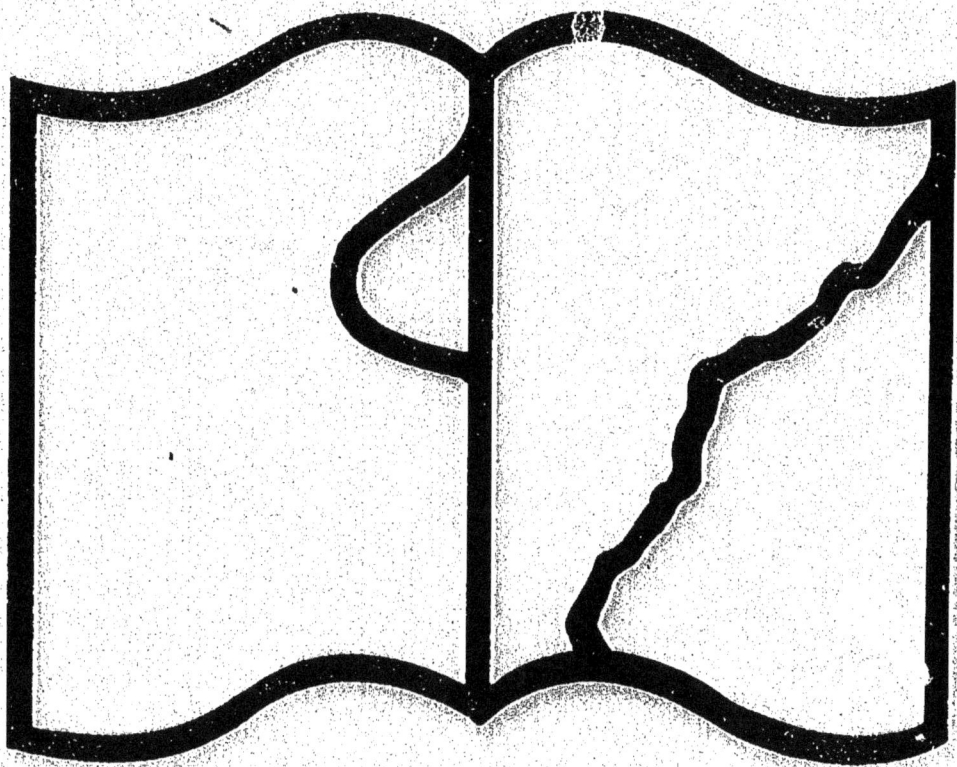

Texte détérioré — reliure défectueuse

NF Z 43-120-11

www.ingramcontent.com/pod-product-compliance
Lightning Source LLC
Chambersburg PA
CBHW070502200326
41519CB00013B/2678